YOVANSKA MARIE QUIÑONES DE JESÚS

# *La niña* que amé antes de nacer

### Una historia inspiracional de la vida real que merece ser contada

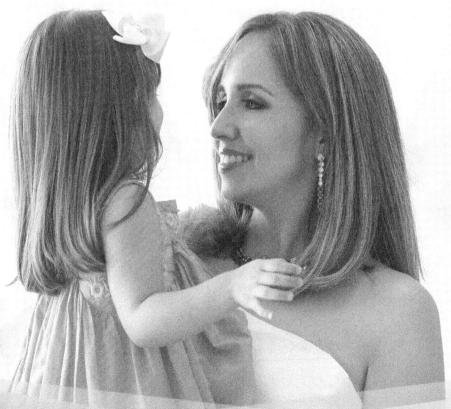

## PRÓLOGO DE **ADAMARI LÓPEZ**

*La historia
de un milagro.
Mi mayor
testimonio de vida.*

LA NIÑA QUE AMÉ ANTES DE NACER
© Yovanska Marie Olivencia de Jesús, 2020

Email: olivenciayovanska@gmail.com

Dirección postal:
P.O. Box 54
Quebradillas, Puerto Rico 00678

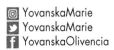 YovanskaMarie
YovanskaMarie
YovanskaOlivencia

ISBN: 978-0-578-73031-8

Créditos
• Edición: Vigimaris Nadal-Ramos, Ed.D.
• Diseño y diagramación: Lord & Loly Graphics Designs
• Fotos de la portada y la contraportada: Karina Rivera
• Lugar de las fotos: Le Cute Princess Spa, Isabela, Puerto Rico
• Peinado y maquillaje: Vilma Lazzarini

# Dedicatoria

Este libro, lo dedico...

...A DIOS porque fue Él quien por medio de su intervención divina me concedió el regalo más grande, mi amada hija, mi tesoro, mi petición contestada, mi continuidad, mi milagro. Gracias, Señor, porque me diseñaste como Tu hija bajo un propósito divino.

...A MI HIJA, Ailed Yovanska, que es mi motor, mi amor, mi vida, mi ilusión, mi fuerza, mi todo, los que me conocen profundamente saben de lo que estoy hablando. Hija, gracias por escogerme para ser tu mamá. Nunca me rendí, siempre supe que te iba a encontrar. Luché por ti antes de que estuvieras en mi cuerpo, luché por ti cuando estabas dentro de mí y ahora que estás junto a mí, te protejo contra viento y marea. Gracias por amarme tanto, nuestra complicidad es evidente y aún eres una bebé. Estaré para ti incondicionalmente. Hija, eres la bendición más grande que ha llegado a mi vida, fuiste muy deseada y muy esperada. Me derrito de amor, cada vez que dices "Mamá". ¡Te amo, princesa! El amor de madre e hija es especial y el nuestro es evidente, así será por siempre.

...A MI MAMÁ, Carmen Delia de Jesús Ortiz, la mujer más valiente y luchadora que he conocido, la que ha estado a mi lado en todas las etapas de mi vida, la que ha secado mis lágrimas y siempre ha confiado en mí. La que me enseñó a ser agradecida y humilde. Para mí, la mejor madre del planeta. ¡Wow, Mami, qué privilegio es ser tu hija! Soy muy afortunada de tenerte como madre. Gracias por enseñarme con tu ejemplo a ser una excelente madre. Me enseñaste a nunca rendirme. De parte de tu amada nieta, gracias por todo lo que haces por ella. Todos los días cuando nos despedimos de ti en las tardes, Ailed te dice: "Gracias, Abuela", es mi deber como madre enseñarle a ser agradecida así como tú me enseñaste. Aún recuerdo cuando Ailed tenía un añito que se levantaba en las noches y de madrugada te llamaba, diciendo: "Abuuuuuuuuuuuuu", eso ya me demostraba lo mucho que te amaba. Me has cuidado a Ailed desde que estaba en mi barriga dándome siempre las mejores comidas para que ella estuviera bien alimentada y dándome los mejores cuidados. Gracias por tu dedicación y por enseñarle tanto y tanto en el tiempo que la cuidas, mientras trabajo. Esa conexión tan hermosa entre ustedes es única y especial, igual a la que siempre hemos tenido tú y yo. Ailed a sus tres años de edad me dice: "Mamá, Abuela Yeya es mi mejor amiga". Esas palabras de mi hija me hacen inmensamente feliz. Me siento muy orgullosa de ti. Te amaré eternamente.

...A MI PAPÁ, Ricardo Olivencia Pamias. Hombre íntegro y honesto. Gracias por ser un excelente padre desde siempre y por ser un excelente abuelo. Gracias por todo lo que has hecho por Ailed, por esperar todas las mañanas en el balcón y recibirnos a la nena y a mí, siempre con una sonrisa y decir: "Ahí llegaron mis reinas". Te agradezco por tu ejemplo y enseñarme junto a Mami a ser el ser humano que soy hoy. Me enseñaste a ser una persona de línea, una persona vertical, pero más que enseñarme, gracias por darme el ejemplo. Tu rectitud ha hecho de mí ese ser humano que soy, siempre con la verdad y honestidad. ¡Te amo, Papi! Gracias porque en mi postparto, Mami y tú siempre estuvieron presentes en esos primeros meses de mamá cuando tanto los necesité.

Es en vida que quiero darles las gracias a ustedes dos por lo maravilloso que ha sido ser su hija. Gracias por todo el amor que me han dado, gracias porque nunca me he sentido sola en la vida, han estado a mi lado en mis momentos alegres y en los no tan alegres. Los amaré eternamente y siempre viven y vivirán en mí. Gracias por todo lo que han hecho por mi hija. Me siento orgullosa de que ustedes sean mis padres, a Dios gracias por la sangre que pasa por mis venas y gracias por enseñarme a ser un buen ser humano. Como dice la letra de "Preciosa", una famosa canción escrita por Rafael Hernández e interpretada por Marc Anthony: "porque lo llevo en la sangre por herencia de mis padres". Es un regalo del cielo ser su hija.

Confío en Dios que vamos a estar juntos eternamente. Los amo.

...A MI ESPOSO ALFIE, Jaime Alfonso Alcover Delgado. Dios nos unió en matrimonio por muchas razones en Su plan divino, la más importante, ser los padres de Ailed. Dios nos regaló a nuestra hija y tenemos la responsabilidad como padres de educarla y como siempre digo, ella es un lienzo que vamos a ir coloreando a través de su vida. Alfie, sabes que siempre te dije que nunca me iba a rendir, lo más que anhelaba era que fuéramos padres. No fue fácil, pero lo logramos. ¡Vivamos nuestra vida unidos por amor siempre y dándole a nuestra hija el mejor de los ejemplos! ¡Gracias! ¡Te amo, esposo!

...A MIS HERMANOS, Ricardo y Orlando, gracias por estar ahí siempre para Ailed y para mí en todo momento. ¡Gracias por siempre cuidarnos! ¡Los amo!

Ricar, gracias por estar disponible siempre. Estaré agradecida eternamente de ti. El día del nacimiento de Ailed fuiste de San Juan a Quebradillas de madrugada a buscar a Papi para que pudiera estar junto a Mami, quien estaba en el hospital conmigo en el momento que la nena nació. Gracias, Akán, como te dice Ailed.

Orlan, ¡gracias por ser el maestro de gateo de Ailed! Gracias por siempre proteger a Ailed y amarla tanto.

...A MIS SOBRINOS: Orlando Xavier (e.p.d.) un angelito en el cielo, Xavier Orlando y Axiel, Dios los bendiga siempre. Gracias Xavi por ser el primito mayor que está siempre tan pendiente de Ailed desde que ella llegó a este mundo.

...A MI TÍA Y MADRINA, Iris M. de Jesús Ortiz, Tía Chiquita. Gracias por toda tu ayuda siempre y por ser tan excelente tía. Eres especial y un gran ser humano. Siempre has estado a nuestro lado desde que tengo uso de razón. ¡Te amamos!

...A MI PRIMA Odaliz, Oda, ¡gracias, gracias, gracias! Ni te imaginas cómo me ayudaste en los momentos que más necesité en mi vida. Gracias por tu apoyo, gracias porque me buscabas médicos, nunca me olvido cuando entre lágrimas me dijiste: "Yovi, tú no te vas a quedar sin tener un bebé". Tus palabras me dieron esperanza.

...A MIS ABUELOS, Rafael y Delia (e.p.d.) que están en el cielo, ellos desde pequeña me enseñaron lo que era hablar con Dios, desde niña me llevaban diariamente a la iglesia. Fueron unos excelentes abuelos, si algo aprendí de ellos fue la palabra "humildad", algo que quiero enseñarle a mi hija de primera mano, pues es una cualidad que distingue a las personas y las hace mejores seres humanos. La humildad pasa por mi sangre, vengo de una familia de un corazón muy grande. Siento gratitud de que por mis venas pase sangre de personas muy sencillas, para mí eso es un asunto muy importante y le doy gracias a Dios por la familia de la que provengo.

...A MI TÍO René (e.p.d.) que está en el cielo, gracias por el excelente tío que fuiste y por querer tanto a Mami. Siempre fuiste un hermano tan bueno con Mami y desde aquí te digo: ¡gracias! Los detalles tuyos eran únicos para nosotros, hasta lo más mínimo lo dabas con amor sin esperar nada a cambio. Gracias por ese regalo que le dejaste a Ailed antes de morir y que Mami siempre guardó para ese momento, ya sabías que venía una nena para nuestra familia y le dejaste un detalle de esos que tanto te distinguían, el marco de fotos más bello que Ailed tiene en su cuarto y que le acompañará por siempre.

...A MI QUERIDA Elsie Román (e.p.d.), gracias por ser tan buena con Mami y con todos nosotros. Algún día nos volveremos a ver. ¡Te envío un beso al cielo!

...A MI QUERIDA Tía Chanena (e.p.d.), gracias por todas las enseñanzas que nos dejaste. Siempre te recordaremos.

Este libro, mi gran proyecto de vida, lo dedico a ustedes.

Con amor,

*Yovi*

# ¡Gracias!

A la queridísima actriz puertorriqueña, Adamari López, gracias por ser inspiración en mi lucha por ser madre. Siempre te he admirado en tus distintas facetas, como actriz, conductora, escritora, hija, hermana, esposa y la más importante, como madre. Eternamente estaré agradecida por no dudar ni un solo instante en decirme que sí y colaborar en este libro. Una vez más puedo decir que los sueños se cumplen.

A Vigimaris Nadal-Ramos, Ed.D., gracias por tu dedicación y ayuda para culminar este hermoso proyecto. Gracias por cuidar cada detalle de mi libro como si fuera tuyo. Fuiste luz en mi camino.

A Nodelis-Loly Figueroa, mi querida Loly, gracias por tu paciencia para que cada página quedara justo como yo soñaba. Admiro tu talento y la delicadeza con la que trabajaste mi proyecto. Un fuerte abrazo.

Al Dr. Ernesto J. Herger Anadón, hijo, cómo no recordar el primer día que fui donde usted y me dijo: "tú vas a tener una hija muy hermosa". Me lo creí y así fue. Me enseñó lo importante que es el poder de la palabra. Visualizar las cosas es un asunto muy importante. Gracias, doctor, por toda su ayuda y por llevarme de la mano. Estoy muy agradecida por ese tratamiento de fertilidad natural tan completo que fue preparando mi cuerpo para el gran día.

Al Dr. Juan Carlos Castañer, obstetra ginecólogo que cuidó mi embarazo. Siempre me sentí segura con usted. Agradezco la fortaleza que me brindó y la confianza que depositó en mí durante esas 18 horas de parto. Siempre me dijo: "tú puedes, vas a parir a esa niña" y lo logramos. Gracias por los cuidados que tuvo con mi bebé. Me siento muy honrada de que haya sido usted quien trajo a mi hija al mundo. Usted es parte de nuestra historia.

A la Dra. Ilia Hernández, pediatra de mi hija, gracias por estar en todo momento para Ailed, su compromiso con sus pacientes es de admirar. Le agradezco mucho, admiro su conocimiento y valoro el gran ser humano que es.

A Efraín Acosta Reboyras (e.p.d.), fue un honor ser parte de tu equipo de trabajo. Fuiste un gran ser humano. Mis respetos. ¡Bendiciones! (Estas líneas fueron leídas a Efraín antes de fallecer).

A Raymond Mangual, gracias por siempre tratarme con tanto respeto en mi trabajo. Has sido muy humano y lo agradeceré por siempre. A mi equipo de trabajo de aquel entonces, Roselyn, Sammy, Rodoberto y

Rosamar, gracias por cuidarme todos esos meses. Estaré agradecida porque durante mi embarazo siempre me cuidaron en la oficina, me protegieron hasta de los mosquitos. Roselyn, gracias por tus recomendaciones en estos años que me he estrenado como mamá. Eres una gran mamá, siempre te lo he dicho.

A nuestro amigo Iván López Arbelo, gracias por ayudarme a cumplir uno de mis más anhelados sueños. ¡Bendiciones!

A Sylvia González, mi querida Tía Sylvia, gracias por regalarme tanto amor desde que apenas era una bebé. Te admiro tanto y tanto.

A mi prima y madrina Doris González Ortiz, gracias por siempre estar ahí cuando más he necesitado un consejo y una ayuda. ¡Te quiero mucho!

A Mami Toña, gracias por ser parte de mi vida. Para los que no conocen quien es Mami Toña en mi vida, ella fue la persona que me cuidó mientras mi mamá trabajaba. Me cuidó hasta llegar al kindergarten. Qué mucho amor me regalaste y qué bien me cuidaste, como a una hija. Mira lo que es la vida que en esos primeros días que confirmé que estaba embarazada me dijiste por casualidad: "yo creo que tú estás encinta" y como todavía no había ido al doctor no te dije nada porque quería estar segura de que todo estuviera bien. Luego, rápido, te lo dije. ¡Te quiero!

A mi Tío Juan Miguel de Jesús (e.p.d.), fuiste mi padrino de bautizo, aunque hoy no estás con nosotros, me dejaste unos primos hermanos que atesoro mucho. A mi Tío Rafael de Jesús, admiro siempre el gran padre que eres. Bendiciones.

A mi vecina de toda la vida, Manuela Muñiz, cariñosamente conocida como Nela, gracias por todas tus oraciones y por ser tan buena con mi familia. ¡Te quiero mucho!

A Ginny y Fefa, amigas de la familia, gracias por quererme tanto y gracias por sus oraciones para nuestra familia. ¡Las quiero mucho!

A Ivelisse Miranda, gracias por siempre atenderme con amor y amabilidad en mis gestiones financieras, aun cuando no sabías el propósito de mis necesidades. Hoy te digo, ¡gracias!

A la licenciada Ivette Rivera y su personal del laboratorio. ¡Gracias, licenciada, por tanto amor siempre y por su excelente trato!

A Vilma Lazzarini, gracias por siempre ser tan dulce con nosotras y ponernos tan lindas para la foto de portada. Te quiero.

A Ketsy M. Echevarría y a su equipo de trabajo, gracias por brindarme un espacio en el hermoso Le Cute Princess Spa para tomar las fotos del libro. Es un fabuloso spa de niñas donde trataron a mi hija como a una verdadera princesa. Confiaste en mi proyecto y estuviste en la mejor disposición. Lo agradeceré por siempre.

A Karina Rivera, gracias por captar el mejor momento para estas fotos tan bellas de portada y contraportada.

A Sandra Rosa, gracias por tu ayuda e interés en este hermoso proyecto. Eres una comunicadora de altura. ¡Te admiro!

Muy agradecida y qué Dios los bendiga a todos,

*Yovanska*

# Índice

# Introducción

Este libro que tienes en tus manos es una respuesta a una promesa que le hice a Dios si me daba la oportunidad de ser madre. Desde que fui diagnosticada oficialmente con fallo ovárico el 6 de noviembre de 2015 comencé a documentar mis vivencias, experiencias, tristezas y alegrías y ahora las plasmo aquí.

Mi deseo es llevar un mensaje real y esperanzador a todas las personas que están atravesando por una situación difícil. Abro mi corazón y comparto momentos críticos que viví para convertirme en madre. Gracias al milagro que Dios hizo en mi cuerpo, hoy puedo celebrar: ¡soy madre!

Fui diagnosticada a los 34 años con un fallo ovárico oculto que me provocó una menopausia prematura y mis probabilidades de ser madre eran muy bajas. En mi dolor me arrodillaba al cielo todos los días, de día y de noche, pidiéndole a Papá Dios una hija. Como dice la Palabra en Mateo 6:6[1] (Reina-Valera 1960): *"Mas tú, cuando ores, entra en tu aposento, y cerrada la puerta, ora a tu Padre que está en secreto; y tu Padre que ve en lo secreto te recompensará en público"* .

Le prometí a Dios que si me regalaba la bendición de ser madre nunca iba a callar el milagro que hizo en mi cuerpo. Lo que para unas mujeres es algo natural, la maternidad, para mí fue algo sobrenatural. Dios tuvo que obrar en mi cuerpo para poder ser la madre de mi hermosa hija.

Además de mi promesa a Dios, este libro es un obsequio literario a mi hija. Quiero que de primera mano ella conozca cada detalle de la travesía que pasé de la mano de Dios para tenerla en mis brazos hoy. Y que sepa que no importa el diagnóstico o la situación que debamos enfrentar en la vida, con Dios siempre se puede superar la tempestad.

Jamás me sentí sola en este proceso. Siempre sentí la presencia de Dios y estaba segura de que Dios me iba a recompensar. Me recompensó en grande. ¡Me regaló una niña!

Vencí todo diagnóstico y pude ver al final el sol brillar. Espero que disfruten este hermoso libro y que el mensaje poderoso de esperanza que les quiero depositar en su corazón sea de mucha bendición para su vida. Este será por siempre mi gran proyecto de amor.

# Prólogo
## Adamari López

Siempre he dicho que no me considero escritora, pero que a través de mis libros *Viviendo* y *Amando* mi deseo era poder llegar a quienes se pudiesen reflejar e interesar por la historia de una mujer luchadora y dispuesta a enfrentar cada uno de los retos con los que me he encontrado. Historias que conocían a medias y que un pequeño grupo de personas había vivido junto a mí. Concordamos en que la vida no es una fácil pero que, cuando se tiene fe y la intención de vivirla a plenitud, todo es posible.

Desde el momento en que compartí con el mundo mis experiencias de vida, he recibido y escuchado cientos de historias de personas que día a día están luchando por sus sueños. En muchos de los casos, mujeres que han vivido situaciones como las que yo viví. Esas que en más de una vez me han arrancado las lágrimas y otras tantas en las que juntas hemos podido reír y celebrar el fruto de nuestros esfuerzos.

Recientemente llegó a mí la historia de Yovanska, quien al igual que yo deseaba con todo su ser poder convertirse en madre. Esa ilusión de tener en sus brazos a su bebé y de poder regalarle todo su amor era sin lugar a duda unas de sus razones para vivir. No rendirse y enfocarse en su norte siempre fueron los factores predominantes durante el largo proceso al que se enfrentó y que decidió vivir.

Me entregó este libro que hoy tengo el honor y la dicha de poder presentarles. Lo leí en tan solo dos horas e inmediatamente acepté la encomienda de sentarme una vez más a tomar el rol de escritora para dedicarle estas líneas. Les confieso que es una responsabilidad de la cual me siento muy orgullosa. Lo hago porque no habrá día ni momento en mi vida en que no desee poder seguir alentándoles y ofreciéndoles la idea de creer en el poder de la fe.

La historia que tendrás la oportunidad de leer y conocer a través de estas páginas es la de una mujer que tras contraer matrimonio e intentar cumplir su sueño, se enfrenta con una enfermedad que solo le auguraba un 5% de poder disfrutar la tan anhelada maternidad. Una mujer que tuvo miedo y aunque en muchas ocasiones se pudo sentir derrotada, no dio tregua hasta lograr su meta.

No les voy a contar el libro, pero sí les adelantaré que mi inspiración fue tan grande que hace varios meses tuvimos la oportunidad de encontrarnos y conocernos en mi trabajo. Hasta allí llegó feliz y radiante con su tesoro, Ailed. Compartimos y nos alegramos mutuamente de esas bendiciones que la vida nos regaló.

Me alegré de saber que puse mi granito de arena en poder inspirarla y acompañarla, sin saberlo, en su proceso. Tal y como yo tuve mis fuentes de apoyo, ella encontró en las palabras que leía en mi libro, la reivindicación de que si confiaba en Dios estaría más cerca de su meta.

No sé si te tomará dos horas, días o semanas leerlo, pero te aseguro que será una lección más de reivindicar que con fe y esperanza todo se puede lograr.

# La niña que amé antes de nacer

Una historia inspiracional de la vida
real que merece ser contada

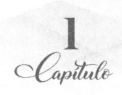

# ¡Sí, acepto!

¡Sí, acepto! Con estas solemnes palabras acepté unir mi vida por siempre en matrimonio con mi esposo Jaime Alfonso en una hermosa boda celebrada la tarde del sábado, 28 de diciembre de 2013, en Quebradillas, Puerto Rico.

Desde muy niña siempre me visualicé casada con un buen hombre y con una hija para formar juntos una hermosa familia.

La historia volvía a repetirse, mi mamá anheló una niña por mucho tiempo y guardó con mucha ilusión el nombre de Yovanska por si algún día Dios le concedía una hija. Soy la tercera hija de mis padres, antes de mí nacieron mis dos hermanos, Ricardo y Orlando. Treinta y cinco años más tarde, su hija (que soy yo), **ya convertida en una mujer, anhelaba ser madre de una niña y llamarle Ailed,** el nombre que guardé con mucha ilusión para ese gran día.

Coincidencias de la vida le hubiese llamado, pero hoy con mis experiencias, le llamo própositos de Dios en ambos casos. Sueños que en un momento dado estuvieron lejanos y los deseamos tanto que se convirtieron en realidad.

Mi sueño de tener una hija era tan grande que desde que tenía 18 años ya había seleccionado el nombre de ella y lo tenía bien guardadito en mi mente. Su nombre sería Ailed Yovanska. El nombre de Ailed nace del nombre de mi abuela y el segundo nombre de mi mamá, Delia, si se lee de atrás hacia adelante. Mi mamá y mi abuela materna han sido las dos mujeres que más he admirado en mi vida. Y su segundo nombre, Yovanska, es mi primer nombre. Recuerdo con mucha ilusión lo que dialogué con mi esposo el primer día que fuimos novios:

— Alfie, hay algo que te quiero decir, si algún día tú y yo nos casamos, tenemos el privilegio de ser padres y tenemos una nena, tengo un nombre que he guardado por muchos años.

— ¿Cuál es?

— Ailed Yovanska.

Y él me respondió sin titubear:

— Perfecto, si tenemos una nena tú escoges el nombre, si tenemos un nene, lo escojo yo.
— Trato hecho.

Ese fue nuestro primer asunto oficial acordado como novios. Y desde ese acuerdo transcurrieron cuatro años y nos propusimos unirnos en matrimonio.

Un mes antes de mi boda, comencé a sentir unos síntomas que nunca había experimentado: calor, sofocones y taquicardia. Pensaba que todo era consecuencia del estrés que tienen las novias antes de su boda. Los síntomas me acompañaron todo un mes y eran más fuertes a medida que se iba acercando el día. Días antes de la boda, mi futuro esposo, hizo una búsqueda en internet y me dijo: "Yovi, eso que estás sintiendo debe ser estrés porque lo otro que indica internet es que puede ser menopausia y no creo que sea eso, porque tú eres muy joven".

Los sofocones eran constantes y en ocasiones tenía de 30 a 40 episodios por día. Mi cuerpo se calentaba y en segundos estaban completamente sudados la espalda, el pecho y el cuello. El día de mi boda tuve varios episodios durante la ceremonia y la recepción.

Pasamos una luna de miel espectacular en Buenos Aires, Argentina. Para mi sorpresa, durante nuestra luna de miel no tuve ningún síntoma de calor, sofocones o taquicardia. Disfrutamos muchísimo de la hermosa ciudad del tango y de todas sus atracciones en esas Navidades que recordaré con mucho amor.

Por espacio de nueve meses todos los síntomas desaparecieron de mi cuerpo. Sin embargo, el 4 de septiembre de 2014 recibí la noticia de que a mi papá lo iban a intervenir quirúrgicamente del corazón y ahí comenzaron nuevamente los sofocones. En un momento aparte con Dios, le pregunto: "Dios mío, ¿será que de ahora en adelante en cada momento de estrés me van a dar estos sofocones?".

Mi papá fue operado exitosamente en un hospital de Bayamón, Puerto Rico y estuvo recluído 16 días. Yo iba todos los días a ver a mi padre, estuve con mi mamá ayudándola en todo lo que podía, pero sobre todo ejerciendo mi rol de hija de unos padres maravillosos. Dándoles un poquito de todo lo que ellos han hecho por mí.

Una vez dan de alta a mi papá, inmediatamente se acabaron los sofocones y los síntomas de calor y taquicardia. Siempre relacioné esos síntomas con momentos de estrés. Llegué a pensar que era la nueva manera en que mi cuerpo iba a manifestarse en momentos de tensión.

Por espacio de doce meses no sentí ningún síntoma de calor, sofocones o taquicardia. Sin embargo, en el mes de septiembre de 2015 comencé a sentir sofocones nuevamente. En esta ocasión no había pasado por ningún estrés. Me dije: "algo anda mal, esto no es normal". Tenía el corazón bien acelerado y le dije a mi esposo que iba a hacer una cita con mi ginecóloga. Antes de la cita con la ginecóloga, visité a un doctor y él me dijo que seguramente era estrés que me tomara unas vacaciones y así lo hicimos.

Tomamos un crucero por las islas del Caribe, pero aun así continuaba sintiendo los síntomas. Algo no andaba bien en mi cuerpo.

En mi cita con la ginecóloga, le expuse todos mis síntomas. Ella me dijo: "vamos a ir descartando posibilidades, vamos primero con lo que te puede matar, vamos a comenzar con el corazón". La doctora me envió a un cardiólogo y me ordenó unas pruebas de sangre.

En esta etapa de nuestro matrimonio, mi esposo y yo no estábamos buscando un/a hijo/a. Habíamos acordado estar los primeros dos años de matrimonio sin hijos para disfrutar nuestra vida de recién casados y viajar un poco.

Según me indicó la ginecóloga, saqué una cita con un cardiólogo, a quien le expuse todos mis síntomas. El cardiólogo me hizo un electrocardiograma y todo salió muy bien. Luego me envió a hacerme un ecocardiograma y todo salió muy bien también. Así que al menos sabía que no tenía ningún problema cardíaco.

A principios de octubre de 2015, por orden de mi ginecóloga, me hice unas pruebas de sangre, que en su mayoría eran medidores hormonales. Esas pruebas de sangre, sin saberlo, marcarían mi vida para siempre. Luego de que me hice las pruebas de sangre me fui de crucero con mi esposo y mis padres a celebrar mi cumpleaños. Al regresar a Puerto Rico, fui a recoger los resultados de las pruebas de sangre en el laboratorio. El martes, 27 de octubre de 2015, fue un día que marcó mi vida. Ese día, en mi hora de almuerzo, visité la oficina de mi ginecóloga. Al verla, esperé que saliera al área de recepción y le hice señas para que me atendiera unos segundos ya que acababa de llegar de vacaciones y no quería ausentarme en mi trabajo.

— Doctora, ¿usted me podrá verificar los laboratorios un segundito?

Es entonces cuando ella ve los resultados de sangre y rápidamente se lleva las manos a la cabeza. Le pregunté asustada:

— ¿Qué pasa?

— Estas pruebas hay que repetirlas en seis meses.

— Doctora, en seis meses esperando por esa prueba me muero, ¿dígame qué pasa?

— Tienes el *Follicle Stimulating Hormone (FSH)* en 36, está muy alto, esto puede ser una menopausia prematura.

Para una mujer en etapa reproductiva, ese marcador debe estar rondando entre seis y ocho, era evidente que estaba alto porque lo tenía en 36. Entonces le digo a la doctora:

— Envíeme al mejor especialista de infertilidad en Puerto Rico.

— Te voy a enviar al mejor en Puerto Rico.

Me dio el número de teléfono y recuerdo que tan pronto salí de su oficina me monté en mi auto a llorar. Aun así, con ese dolor, llamé rapidamente a la oficina del doctor y me dieron cita para la semana siguiente. Justo en ese momento, me percaté de la magnitud del largo proceso que iba a enfrentar para poder ser madre. Las primeras personas que supieron la noticia fueron mi esposo y mi mamá.

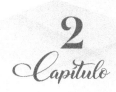

# 2
### Capítulo

# "Médicamente, no puedo hacer nada por ti"

El 6 de noviembre de 2015 fue mi primera cita con un médico especialista en infertilidad. Llegué a la oficina del médico con mi esposo. Fui con mucha fe, pensando que como la ciencia ha avanzado, el doctor podría ayudarme. Era consciente de mis resultados, eran muy desalentadores. Sabía que el plan médico había estado apoyándome en la primera fase de laboratorios, pero este tipo de visita a médicos especialistas en infertilidad, no los cubría el plan. Aun así, sin importar el costo incurrido en esa primera visita, dije presente.

Llegó el momento, cuando el médico vió los resultados de todos los estudios que la ginecóloga me había enviado, hizo un gesto poco alentador. Luego de examinar los resultados, me dice:

— Yovanska, médicamente no puedo hacer nada por ti.

— ¿Nada doctor?

— Yovanska, eso que te ocurrió a ti, le ocurre solamente al 1% de las mujeres y tus probabilidades de embarazo son de 5%.

En ese momento mi sueño de ser mamá se me rompía en pedazos. Justo en ese momento, en aquella oficina donde resaltaban fotos familiares del doctor y sus hijos, ironías de la vida, es cuando el doctor oficialmente me diagnostica con un fallo ovárico oculto, menopausia prematura e insuficiencia ovárica prematura. Me explicó que, en muchas mujeres, la causa es desconocida. Además, me dijo que esto también les puede ocurrir a las pacientes de cáncer por el tratamiento de radioterapia o quimioterapia debido al impacto adverso en los ovarios.

Mi esposo y yo le hicimos varias preguntas relaciona-das con algún tratamiento, pero debido a los números tan altos él nos dijo que era muy improbable que me embarazara y que no iba a exponerme a ese proceso tan díficil. En ese momento le propuse al doctor si podíamos contemplar la opción de una fertilización in vitro. Esta técnica específicamente en mi caso, lo que permitía era fecundar un óvulo mío con un espermato-zoide de mi esposo en el laboratorio, luego transferir el embrión al útero, ver si era exitoso y podía nacer el bebé. Pero el doctor en todo momento me dijo que ese tratamiento, en mi caso, no iba a ser exitoso.

El doctor, además de contemplar la adopción, nos dijo que, médicamente hablando, la única opción exitosa que nos recomendaba era una donación de óvulos, ya que, de acuerdo con mi diagnóstico, según él, no tenía óvulos y de quedar alguno, serían óvulos de poca calidad. Tenía el FSH en 36 cuando lo normal para una persona en etapa reproductiva debe ser seis y mi reserva ovárica estaba bien baja. El resultado del análisis de la hormona antimulleriana (AMH) estaba en 0.101, ni siquiera llegaba a uno. El AMH es un marcador que ofrece información sobre la cantidad de folículos ováricos y la calidad ovocitaria. Después de los 35 años, la reserva ovárica desciende de una manera significativa. Pero en ese momento yo todavía no alcanzaba mis 35 años.

Me dijo aún más, me indicó que de quedar embarazada el bebé podía venir con problemas porque de quedar algún óvulo sería de poca calidad. Rotundamente le dije al doctor que la donación de óvulos no era una opción para mí. Nunca fue una opción para mí. Anhelaba un bebé que fuera genéticamente mío. Definitivamente no estaba pre-parada para esta noticia. Aunque respeto la decisión de cada pareja si la escoge, en mi caso, me considero una persona conservadora y esta no fue una opción para mí. Considero que fue muy rápido recomendar esta opción como única y prácticamente absoluta para quedar embarazada. Ese precisamente fue el momento más triste en todo el proceso que había vivido.

Dije: "Señor, no me dejes". Y en mi mente pensaba: "¿Y mi Ailed, la hija con la que siempre había soñado, el nombre que había guardado desde los 18 años? ¡Qué dolor tan grande! Al despedirme del doctor, le dije que yo tenía mucha fe en Dios, que soy financiera de profesión, que estaba segura de que Dios me iba a dar el otro 95% de probabilidades. **Con un 5% de probabilidades sabía que podía hacer mucho, por lo menos, no era cero.** Siempre he sabido que hay poder con lo que declaramos por nuestra boca. Los asuntos de Dios no dependen de lo que sentimos, sino de fe y confianza en el Señor. La Palabra nos dice en Proverbios 29:25[2] (Reina-Valera 1960): *"El temor del hombre pondrá lazo; Mas el que confía en Jehová será exaltado"*. También nos dice en Mateo 18:18[3] (Reina-Valera 1960): *"De cierto os digo que todo lo que atéis en la tierra, será atado en el cielo; y todo lo que desatéis en la tierra, será desatado en el cielo"*.

Esa noche, a pesar de mi fe en Dios, sentí mucha tristeza y lloré mucho en mi hogar. De ese día en adelante, fuimos una pareja más en las estadísticas de las 130,000 parejas que enfrentan problemas de infertilidad en Puerto Rico, según un artículo publicado en Primera Hora el 26 de agosto de 2018[4].

Quería formar una familia junto con mi esposo y soñaba con obsequiarle un/a nieto/a a mis padres, a quienes tanto amo. Esa misma noche, a pesar de mi tristeza, hice una investigación en internet sobre opciones para quedar embarazada. Tratando de sanar mi dolor buscaba testimonios de personas que hubiesen pasado por lo mismo que yo estaba atravesando. Buscaba personas valientes que se atrevieron a darle a Dios el honor y la gloria de sus milagros. *"Porqué tú eres grande, y hacedor de maravillas; Sólo tú eres Dios"*. Salmos 86:10[5] (Reina-Valera 1960) .

Al día siguiente del diagnóstico (7 de noviembre de 2015 11:05 a.m.) declaré que iba a ser madre, escribí en las notas de mi celular lo siguiente:

Dios dio la orden

Confío en Ti, Dios

Bendice mi vientre

VOY A SER MADRE, producto de Tu gracia

Nuestra familia aumentará

Tus planes son perfectos

Bendice a nuestro bebé; envíamelo desde el cielo

Espero a mi ángel

Pídele a Dios con fe

Ese día, mi esposo se levantó bien enfermo. Definitivamente asimilar la noticia no fue fácil, casi no podía ni pararse de la cama, un dolor generalizado en todo el cuerpo le atacó, le dolían profundamente los ojos y la cabeza por la tensión. En cierta manera, para él también era un diagnóstico. Nos acababan de diagnosticar como pareja.

Ese 5% para mí fue un reto, tuve frente a mí una pared gigante, pero estaba clara de que no me iba a rendir y estaba dispuesta a enfrentarla con valentía. Nunca pensé en quitarme de la batalla más grande que posiblemente haya peleado en toda mi vida. Nunca me había rendido en obtener otras metas, menos lo iba a hacer en esta, que era el anhelo más grande de mi vida.

En un momento dado, me dije: "tengo que orar, orar y orar". Había tomado la decisión de orar en las madrugadas. Oraba y oraba sin cesar. Oraba todo el tiempo, en mi hora de almuerzo, cerraba la puerta de mi oficina y oraba de rodillas, oraba mientras manejaba mi auto, siempre estuve en comunión con Dios. En muchas ocasiones, mi esposo me sentía orando de madrugada y se levantaba porque me veía despierta y me decía:

— Yovi, ¿qué haces?

Y mi respuesta siempre fue la misma:

— Orándole a Dios para que me regale un bebé.

Me gustaba orar de madrugada porque pensaba que en Puerto Rico la gente estaba durmiendo y que en ese momento éramos menos personas pidiéndole a Dios. Pensaba que Él me iba a escuchar mejor. Fue una decisión muy mía, aunque sé que Dios es omnipotente, omnipresente y omnisciente, que no importa a la hora que le pidamos Él siempre nos va a escuchar y va a estar ahí para nosotros.

En este proceso antes de embarazarme, como un acto de fe, yo le cantaba a mi hija una canción titulada "Hijita mía" de la cantante mexicana Thalía, que dice: "Hijita, hijita mía, tesoro de mi corazón, eres mi alegría, me llenas de ilusión". Además de cantarle, la llamaba, le decía: **"hija, mamá te espera, ven conmigo, por favor entra en mi barriga, ¿Dónde estás? ¿Estás perdidita?"** Siempre le dije a mi esposo que nuestro bebé se nos había perdido en el camino, pero que estaba segura de que lo íbamos a encontrar.

La música cristiana jugó un papel muy importante en este período de mi vida. Me reconfortaban y me daban paz los temas de música sacra. En las mañanas y en las tardes al regresar de mi trabajo utilizaba ese tiempo para continuar orando y alimentándome de la palabra de Dios. Me llenaba mucho escuchar programas radiales cristianos.

Recuerdo que en una ocasión una pastora dijo en un programa radial que todo aquel que estuviera pasando por un momento de necesidad llamara, ya que iban a orar por esas personas. Inmediatamente llamé y rápido me contestó una señora con una voz muy dulce que me atendió muy amablemente. Me preguntó que cuál era mi petición y yo le dije que, por favor, oraran por mí porque yo quería tener un bebé. La señora inmediatamente oró por mí en ese mismo momento y me dijo que posteriormente iban a orar por mi petición.

Y así todas las tardes al salir de mi trabajo escuchaba el programa radial. Por alguna razón, lo escuchaba y me decía: "sé que Dios no me va a dejar sola, mi bebé va a llegar". En todo momento declaré que iba a ser madre. Estaba segura de que el milagro iba a ocurrir. **¿Te atreves a declarar tu milagro? ¿Te atreves a vencer el miedo?** Te exhorto a que verbalices eso que quieres en tu vida. Escríbelo, yo lo hice, aun cuando todo estaba perdido según los resultados médicos, yo decreté por medio de una carta que iba a ser mamá. Me atreví a declarar lo que nadie veía.

Un lunes estaba sentada en mi escritorio, entre documentos, trabajando y sentí que le quería escribir una pequeña carta a mi hija y escribí las siguientes líneas:

### Carta a mi querid@ bebé
(angelito en el cielo)

Bebé, mamá te espera con muchas ganas y muchos deseos. No veo la hora que estés en mi vientre. Te prometo que serás el/la bebé más feliz del universo. Papá y mamá estamos locos de estar junto a ti compartiendo nuestro amor.

No tardes en llegar, te necesitamos en nuestra vida. Sé que con la ayuda de Papá Dios muy pronto nos vamos a encontrar. Escógeme para ser tu mamá.

Te amo,
Mamá Yovi
23 de noviembre de 2015
2:26 p.m.

Durante ese mismo mes de noviembre de 2015, Adamari López comenzó la promoción de su segundo libro titulado *Amando*. El libro fue de mucha inspiración cuando lo leí. Me identifiqué mucho con Adamari ya que habíamos pasado muchas experiencias idénticas en el proceso. El libro me brindó mucha esperanza y me dio las fuerzas para seguir luchando justo en el momento que más lo necesitaba. Ella me inspiró sin saberlo. Siempre la he admirado, pero luego de leer su libro la admiro aún más, a tal punto que dije: "me gustaría algún día conocerla y compartir con ella mis vivencias". Dios ha sido tan maravilloso que ni en eso me falló, parece una novela, pero es la vida real.

Confieso que me quité la corona de princesa y me vestí de guerrera y comencé a enfrentar la lucha más grande de mi vida sabiendo y confiada en todo momento que los asuntos de Dios son en Su tiempo.

En ocasiones tenemos que tomar decisiones. Tomé la decision de no quedar lamentándome, tomé la determinación y la acción de levantarme y seguir hacia adelante, seguía preparándome para el momento que había esperado por mucho tiempo, deseaba que la brújula se moviera y así fui en la búsqueda de mi segunda opinión.

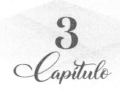

# 3
## Capítulo

# Una conversación
# muy íntima

Mi esposo y yo planificamos a mediados de diciembre pasar las Navidades con mi prima Odaliz, su esposo Todd y mi Tía Wilhem, así como su familia en Lakeland, Florida. Llegamos justamente el 24 de diciembre de 2015 y pasamos junto a ellos una hermosa Nochebuena y un extraordinario día de Navidad.

El domingo, 27 de diciembre, Todd invitó a mi esposo, Alfie, a un juego de la National Football League entre los Chicago Bears y los Tampa Bay Buccaneers que se jugaría en Tampa. Mientras ellos se disfrutaban el juego, tuve la oportunidad de hablar a solas con mi prima y contarle todo lo que me estaba ocurriendo. Estábamos dentro de la guagua que habíamos alquilado por esos días en el estacionamiento de un centro comercial y tuvimos una conversación muy íntima. Ella me dijo con lágrimas en los ojos: "Yovi, te voy a ayudar, voy a llamar a un especialista en infertilidad bien conocido en Tampa, voy a verificar si tienen espacio para estos días y le voy a explicar a la secretaria que vienes de Puerto Rico para que te consideren y puedas aprovechar el viaje".

Así que mi prima llamó a la oficina del doctor e inmediatamente me hicieron un espacio para el lunes, 4 de enero de 2016. Llamé a la línea aérea para hacer los cambios en el itinerario de vuelos y se añadieron días al alquiler del vehículo.

Ese lunes, 4 de enero, me levanté un poco nerviosa. Era una mañana muy fría en Lakeland, pero estaba emocionada con la cita ya que el doctor era un especialista destacado en infertilidad en Tampa, Florida, con más de 30 años de experiencia. Esta cita se convertiría en mi segunda opinión. Así que me vestí bien guapa con mis botas y mi abrigo. Iba muy contenta con mi esposo en nuestro vehículo alquilado camino a la oficina. La cita estaba programada para la 1:00 p.m. y llegamos a las 12:45 p.m. Recuerdo que al llegar me tomaron los vitales y luego esperé a ser llamada. Como una anécdota curiosa, recuerdo que mi esposo me dijo mientras esperábamos en la oficina del doctor:

— Yovi, aquí la gente viene a llorar.

— ¿Por qué dices eso?

— Mira esos Kleenex.

Ciertamente, en su inmensa mayoría todo aquel que va a este tipo de oficina, en algún momento llora. Los sentimientos están a flor de piel cuando tienes que abrir tu corazón a un médico en el proceso de buscar ayuda para poder tener el bebé que tanto anhelas.

El doctor tenía en su escritorio una cajita de Kleenex y una Biblia. Durante mis 38 años de edad, es la primera vez que visito un médico que en su escritorio tiene La Sagrada Biblia, eso me hacía sentir más cerca de Dios.

En la oficina había un mensaje de autor desconocido muy particular que me gustó mucho y quiero compartir la traducción ya que es un mensaje que se puede aplicar en la vida de cada uno de nosotros independientemente la situación que estemos atravesando.

**3 Respuestas de Dios a tus oraciones:**

1. Sí.

2. Todavía no.

3. Estoy pensando en algo mejor.

Para mi sorpresa, el doctor nos atendió puntualmente, justo a las 12:56 p.m. El doctor es una persona con una mirada bien humilde y sensible. El doctor nos dio su opinión, similar al doctor que me atendió en Puerto Rico. Sin embargo, aunque mínimas las probabilidades nos dijo que el milagro podía ocurrir, que el cuerpo podía tener un mes bueno. También nos dijo: "it's very difficult but not impossible" (en español, "es muy difícil, pero no es imposible").

Me recomendó que cuando llegara a Puerto Rico comenzara con un tratamiento de acupuntura y me dio un referido médico para hacerme las pruebas de laboratorio nuevamente a ver si llegaban buenos números. También me recetó unas pastillas que me ayudarían a ovular, pero nunca las pude utilizar porque las podía tomar únicamente si el número de FSH bajaba como 30 puntos y eso nunca pasó porque el número en lugar de bajar, aumentó. Según la ciencia, mis probabilidades se mantenían en 5%. A mi esposo y a mí nos llamó la atención que el doctor nos recomendara incorporar la medicina natural conjunta a la medicina tradicional. Nos dijo que lo intentáramos porque él había tenido casos que, en efecto, sí había funcionado. Si la mayoría de los médicos especialistas en esta disciplina fueran como este doctor, pienso que hoy pudieran existir más familias logrando sus sueños de ser padres. En ocasiones, tenemos que evaluar otras alternativas e incorporarlas.

Estuvimos cerca de hora y media con el doctor, al final me despedí, le di las gracias por todo y recuerdo que él me dio un abrazo que aún cierro los ojos y lo siento. Un abrazo de solidaridad. Me fui, en esta ocasión, con mucha esperanza de la oficina. Actualmente el médico se encuentra retirado.

Regresamos en la tarde a casa de mi prima Odaliz, verdaderamente bien contentos porque, aunque el diagnóstico no cambió, el doctor me recomendó la acupuntura y eso me dio otro aire esperanzador.

Cuando llegué a Puerto Rico lo primero que hice fue una búsqueda en internet y oré a Dios pidiéndole dirección para que me enviara a un acupunturista que me pudiera ayudar. Es ahí que identifico al Dr. Ernesto Herger, hijo. Llamé a su oficina y logré coordinar una cita para el sábado, 9 de enero de 2016.

El día de la cita el doctor me explicó que el tratamiento con él podía extenderse de tres a seis meses. Acepté el reto y me sometí a un tratamiento natural de fertilidad. Debo admitir que en ocasiones me tomé 36 pastillas diarias, sueros semanales, inyecciones, masajes y acupuntura. Un día, el doctor en tono de broma hizo la referencia a un viejo refrán: **"Yovanska, a ti ni el médico chino te cura"**. Me pareció jocoso pues él es un médico que practica la medicina china. Pero así estaban mis números, seguían aumentando cada vez más. La medicina china fue una excelente alternativa, fue preparando mi cuerpo para ese gran momento. **Llegó el punto que mis oraciones eran agradeciéndole a Dios de antemano por el** milagro que iba a ocurrir. Ya no le pedía a Dios que me enviara un bebé, solo agradecía que pronto me iba a embarazar y que mi bebé iba a llegar. Lo decretaba cada día más: "mi bebé viene de camino".

Luego de varios meses de estar tranquila y en armonía con la acupuntura, regresaron los peores sofocones que había sentido. Cada vez que me daban los sofocones aumentaba mi desespero porque sabía que, cuando me daban fuertes, mis níveles de hormonas estaban más altos aún. El antídoto a estos sofocones fue la oración intensa. Si antes me arrodillaba 10 veces al día ahora lo hacía 20. Las rodillas me dolían, las tenía oscuras y con moretones. Sin embargo, nadie se percató de mis moretones ya que, aunque no estaba embarazada había comenzado a tomar medidas con mi vestimenta para evitar el contagio del virus Zika, me cuidaba mucho como si fuera la mujer más fértil del mundo porque el Departamento de Salud había indicado que las mujeres que quisieran quedar embarazadas tenían que protegerse. Y yo me cuidaba, me ponía repelente y utilizaba ropa bien cubierta.

A pesar de los sofocones, en todo momento lo que intentaba era lograr un cambio en mi cuerpo. Siempre me alimenté muy saludablemente, hacía ejercicios en mi casa, brincaba cuica, caminaba en la trotadora y hacía ejercicios aeróbicos durante 45 minutos diarios.

# La llamada telefónica
# que cambió mi vida

El jueves, 31 de marzo de 2016, recibí una llamada a mi celular a las 11:30 a.m. justo en mi hora de almuerzo. Era mi prima Odaliz. La saludé como siempre:

— Hola, Oda

Y ella inmediatamente me dice:

— Yovi, pude contactar a mi amiga, tengo
el nombre del otro doctor del que te había
hablado y tengo el teléfono, ¿lo puedes anotar?
— Pues claro.

Aligeré el paso camino a mi auto y al sentarme le digo:

— Díctame.

Siempre tengo papel y bolígrafo en mi auto. Luego de escribir el número, mi prima me dice:

— Yovi la consulta con el doctor es costosa, es un científico.

— No importa, este va a ser mi último intento. Gracias Odaliz, voy a llamar ahora mismo.

Como diría mi mamá: "me la iba a jugar fría". No me importaba pagar lo que fuera por intentar tener un/a hijo/a. La verdad es que no tenía el dinero. Hasta ese momento había consumido mucho dinero de mi salario para los gastos médicos que había tenido. Pero sí tenía disponibles varias tarjetas de crédito. Tener un buen crédito también me ayudó a que las puertas se me abrieran. Esa conducta de responsabilidad financiera fue una conducta aprendida de mis padres. Era más feliz intentándolo, si no se lograba iba a tener la satisfacción que había hecho hasta lo imposible.

Llamé inmediatamente a la oficina del médico en la Ciudad de Nueva York. Recuerdo que solicité una persona que hablara español y la persona que me atendió me dice: "yo hablo español, soy puertorriqueña". En ese momento, sentí mucha alegría y confianza. Era la asistente y mano derecha del doctor a quien hoy estimo mucho. Le expliqué detalladamente todo lo que me estaba ocurriendo. Ella me indicó que iba a ayudarme a conseguir una cita lo más pronto posible. Debía enviarle antes de la cita mi expediente médico y unos análisis de mi esposo. Intercambiamos información y luego me dio la fecha de la cita. La cita sería el martes, 26 de abril de 2016, a las 9:30 a.m. Rápidamente llamé a mi esposo y le dije:

— Alfie, por favor, necesito que me acompañes a Nueva York, saqué cita con el mejor médico de infertilidad de Estados Unidos, es un científico.

— Yovi, has gastado demasiado dinero en médicos.

Le dije a mi esposo muy segura de mí misma:

— Este va a ser mi último intento.

Hasta ese momento eran miles de dólares en los que había incurrido y aún no había llegado a la cita en Nueva York. **Deseaba ser madre.** Le expliqué que era un doctor recomendado por una amiga de mi prima Odaliz que tenía un diagnóstico bien difícil de infertilidad y gracias al tratamiento ella pudo tener sus gemelos. Era consciente de los nuevos gastos a los que me iba a enfrentar, gastos en la clínica, gastos de pasajes, estadía en hotel y comida.

El tiempo no se detenía, no podía perder ni un segundo. Esos meses siguientes eran cruciales. Esa misma tarde, compré los boletos aéreos para mi esposo y para mí y visité a mis padres muy contenta. Le dije a mi mamá que había conseguido una cita con un prestigioso médico de infertilidad de Estados Unidos. Aparte de mi esposo, mi mamá era la única persona que sabía de mi diagnóstico. Ella se alegró muchísimo, se acercó a mí y me abrazó. Mi mamá siempre se mantuvo orando en este proceso. Cuando de asuntos médicos se trata, a mi mamá le gusta ir al mejor de los mejores y siempre me dice: "debemos ir al tronco y no a las hojas". Por eso no dudé en ir a Nueva York.

Pasé esas semanas muy contenta. La idea de saber que un prestigioso médico de infertilidad me iba a atender me daba una esperanza de que el milagro podía ocurrir. **Estaba segura y confiada que Dios continuaba abriéndome camino.** Siempre le dije a mi esposo: "muero en la raya, pero lo voy a intentar hasta lo último". Le decía que nuestro bebé venía de camino y que se nos había perdido en la ruta, pero sabía que nos íbamos a encontrar.

Tenía la certeza que Dios me iba a unir con mi bebé y mi fe era tan grande que sabía que iba a ser rápido. **Podía sentir que mi bebé venía del cielo directo a mi barriga.** Dios vio mi dolor, perseverancia y fe tan grandes que me recompensó. Es por eso que me identifico tanto con la parábola de la mujer del flujo de sangre en Lucas 8:43-48[6] (Reina-Valera 1960):

> *43 Pero una mujer que padecía de flujo de sangre desde hacía doce años, y que había gastado en médicos todo cuanto tenía, y por ninguno había podido ser curada,*

*44 se le acercó por detrás y tocó el borde de su manto; y al instante se detuvo el flujo de su sangre.*

*45 Entonces Jesús dijo: ¿Quién es el que me ha tocado? Y negando todos, dijo Pedro y los que con él estaban: Maestro, la multitud te aprieta y oprime, y dices: ¿Quién es el que me ha tocado?*

*46 Pero Jesús dijo: Alguien me ha tocado; porque yo he conocido que ha salido poder de mí.*

*47 Entonces, cuando la mujer vio que no había quedado oculta, vino temblando, y postrándose a sus pies, le declaró delante de todo el pueblo por qué causa le había tocado, y cómo al instante había sido sanada.*

*48 Y él le dijo: Hija, tu fe te ha salvado; ve en paz.*

Y así fue, la fe y la esperanza siempre me acompañaron.

Me identifiqué con este pasaje bíblico ya que igual que a la mujer del flujo de sangre pude sentir como el Señor manifestó Su poder sobrenatural, superando aquel diagnóstico que para los médicos resultaba prácticamente improbable. Confieso que sentí como el poder transformador del Señor llegó hasta mí a través de esa fe inquebrantable que siempre tuve. Mi fe fue probada y tuve que vencer muchos obstáculos ya que mi diagnóstico no solo me agotó a mí, también agotó mis recursos económicos. Fueron tantos miles de dólares desembolsados, que tuve que hacer un préstamo para consolidar todas mis tarjetas de crédito. Un préstamo que pago con amor y que todos los meses me hace recordar lo agradecida que estoy de Dios por este gran milagro.

Pero como Dios seguía actuando y mostrándome un camino de solidaridad hasta un respiro monetario me regaló. El día antes de irnos de viaje, fui a casa de mis padres a despedirme de ellos y mi mamá me sorprendió una vez más.

— Yovi, guarda este sobre con este dinero, es
    para ayudarte a pagar la cita del doctor.
Yo le dije con ojos aguados:

— Ay, Mami, no te preocupes.
— Es que quiero ayudarte.

Inmediatamente nos dimos un abrazo de amor puro de madre e hija. Mi mamá ha sido una madre incondicional, una madre luchadora que nunca ha tenido miedo a nada. Luchó como una campeona y, junto con mi padre, echaron hacia adelante a sus tres hijos con mucha decencia y respeto. A mis padres, no tengo para pagarles lo que han hecho por mí.

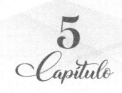

# 5
## Capítulo

# La inyección
# milagrosa

En nuestra cita con la historia, llegamos al Aeropuerto Internacional John F. Kennedy de Nueva York el lunes, 25 de abril de 2016, a las 5:00 a.m., justo un día antes de la cita médica. Nueva York ha sido uno de mis destinos favoritos, pero esta vez el viaje tenía otro propósito. Era un viaje de esperanza. ¡Iba súper positiva! Mi voz interior me decía: **"llegaste al lugar que le pediste a Dios"**. Mi esposo y yo tomamos el tren en el aeropuerto hasta la estación de Times Square.

Luego de registrarnos en el hotel y subir nuestro equipaje, le pedí a mi esposo que fuéramos a la Catedral de San Patricio. Siempre que viajo, a uno de los primeros lugares que me gusta ir es a una iglesia. Fuimos a la catedral que estaba en remodelación, me arrodillé nuevamente y oré, como hacía en Puerto

Rico. Le entregué al Todopoderoso que dirigiera al médico que iba a atenderme al día siguiente.

Saliendo de la catedral, viví un momento muy bonito al coincidir en una de las calles de la ciudad con la cantante Gloria Estefan y su esposo Emilio Estefan. Muy contenta y con mucho respeto la saludé y le pedí que si podía tomarme una foto con ella a lo que ella muy gentilmente accedió. Es una mujer muy hermosa en persona.

Ese día visitamos diferentes atracciones de la Ciudad de Nueva York y aprovechamos para visitar un día antes el lugar exacto de nuestra cita médica.

¡Llegó el día esperado! Ese martes, 26 de abril de 2016, nos levantamos muy temprano, nos preparamos, desayunamos y tomamos un taxi. ¡Al fin llegamos al lugar que esperé visitar por todo un mes! El edificio era majestuoso y su interior era hermoso e imponente. Tomamos el elevador y llegamos a la oficina del doctor para nuestra tercera opinión. Me registré con el personal administrativo y luego pasé a la sala de espera. Eran las 9:00 a.m. y la cita estaba pautada para las 9:30 a.m. Llené cuidadosamente toda la documentación de mi expediente. Puntualmente, me llamaron a las 9:30 a.m. El personal de la oficina nos acompañó a la oficina de un ginecólogo para la entrevista inicial. Luego de esa entrevista, pasamos a la oficina del doctor. La entrevista fue extensa, duró una hora. Tuvimos la oportunidad de explicarle todo con lujo de detalles. Mi esposo y yo tuvimos rápido buena química con el doctor. El doctor nos explicó el diagnóstico, las opciones que teníamos, el porcentaje de probabilidades y también nos habló de los estudios más avanzados que se han realizado sobre el tema. A pesar de ese cuadro clínico bien complicado, fui enfática en decirle al doctor que deseaba un bebé que fuera genéticamente mío.

Una vez concluida la consulta inicial, comenzó el proceso esa misma mañana. Nos dirigimos a otro cuarto con sus enfermeras, mi esposo permaneció en la oficina del doctor. Se me realizó un estudio para determinar cuántos folículos, si había alguno, se podían observar en el monitor. Para mi sorpresa, el doctor me dice en un momento dado:

— Estoy viendo un folículo y es bien grande.

Yo emocionada, le pregunto:

— ¿Eso es una buena noticia, doctor?
— Claro que sí.

Para realizarme el estudio tuve que quitarme toda la ropa y todas las prendas, pero me dieron una batita. Lo único que no me quité fue una pulsera que me regaló una niña a quien conocí, que vivía en las calles de Buenos Aires, Argentina. La niña la conocí en la Calle Florida de Buenos Aires, una niña extremadamente pobre. Tuve el privilegio de regalarle en una tienda justamente el Día de Navidad todo lo que ella quiso. La niña perdió a su madre por complicaciones en un parto. Vivía con su padre y dos hermanitos. Fue una niña que me robó el corazón al conocerla en nuestro viaje a Argentina, a donde regresamos para nuestro primer aniversario de bodas en las Navidades del 2014. La pulsera fue mi fiel acompañante en todos esos meses. Tenía muchas cruces en colores brillantes; era una pulserita infantil sencilla, pero de gran valor sentimental. Los médicos nunca objetaron el uso de la pulsera en los estudios. Sé que ellos se imaginaban que la pulsera significaba algo especial para mí.

Es una niña que siempre llevaré en mis recuerdos y algún día cuando mi hija sea grande le compartiré esa experiencia tan gratificante.

Mi esposo y yo congeniamos muy bien con el doctor. En un momento que estuve a solas con él, le dije:

— Doctor, por favor ayúdeme, haga por mí lo que usted haría por su hija. Por favor, quiero tener un bebé, ese es mi gran anhelo.

El doctor me miró fijamente y me dijo:

— Voy a hacer todo lo posible.

En ese momento sentí que el doctor era un ángel que Dios me envió para que me ayudara en la Tierra.

**Jamás imaginé que la persona que iba a ayudarme a traer a mi hija al mundo era una persona nacida en la Tierra Prometida, Israel.** Yo no podía creer que estaba tratándome con él. El doctor tiene una gran ética de trabajo y me atendió con mucho profesionalismo y, a la vez, con mucho humanismo. Recuerdo que al doctor le preocupaba y le interesaba saber cómo estaban mis huesos y me envió a hacer una prueba para determinar la densidad ósea. Esta prueba sirve para el diagnóstico de osteoporosis. Según me indicó el doctor, hay una relación directa entre la falta de estrógeno después de la menopausia y el posible desarrollo de osteoporosis.

Al terminar esa mañana, el doctor me sugirió que estuviera muy pendiente de mi celular ya que era muy probable que se comunicaran conmigo si él determinaba que me iban a administrar una inyección para activar mis ovarios. Los números de *Follicle Stimulating Hormone (FSH)* estaban más altos que nunca. El número se supone que estuviera en 6 y estaba en 41. Mi esposo y yo acordamos mantenernos por la zona del edificio. Salimos a divertirnos un ratito, almorzamos y visitamos algunos lugares de Nueva York.

Para mi sorpresa, a las 6:00 p.m., mientras estábamos en Times Square sonó mi celular, me estaba llamando la asistente del doctor. Me informó que debía pasar por la oficina ya que me iban a administrar la inyección para intentar activar mis ovarios, la inyección a la que yo le llamo "la inyección milagrosa".

Muy emocionada, como si fuera una película de Hollywood, paré el primer taxi que vi. Llegamos en 15 minutos al edificio, tomamos el elevador y al llegar a la oficina rápido me trasladaron a un área y una enfermera muy dulce y simpática me estaba esperando. Era ella la que me iba a administrar la inyección en un glúteo. Antes de que administraran la inyección, dije: "en Tu nombre, Señor" y me colocaron la inyección que fue bastante dolorosa. La inyección era para inducir la ovulación. A pesar del dolor, me sentía optimista y esperanzada de que algo bueno iba a suceder. Las primeras 72 horas de esa inyección eran cruciales. Nos tocaba a nosotros, como esposos, hacer nuestro trabajo.

Visitamos la clínica durante cinco días consecutivos. En esos días me realizaron diversas pruebas de laboratorio. A mi esposo también le realizaron pruebas específicas. El médico tenía que estar seguro de que mi esposo estuviera bien. Incluso tomamos una clase de cómo administrar inyecciones intramusculares, algo que mi esposo tuvo que hacer semanas más tarde en Puerto Rico.

**Esa tercera opinión fue con una estrella en el mundo de la medicina reproductiva.** Para mí fue un gran privilegio ser su paciente. Estar bajo el cuido de ese doctor ha sido una de las experiencias más increíbles que he vivido en mis 38 años. Solo quien lo vive puede contarlo.

Finalmente, regresamos a Puerto Rico, luego de una estadía de siete días en Nueva York. Regresé contenta, esperanzada y agradecida de Dios por haberme concedido la oportunidad de llegar al lugar que siempre pedí en mis oraciones. Quería que me atendiera el mejor médico de infertilidad en la Tierra y así fue.

El martes, 10 de mayo de 2016, exactamente 14 días después de la inyección, recibí una llamada a media mañana de la asistente del doctor para informarme que el doctor quería hablar conmigo y con mi esposo. En ese momento mi esposo y yo estábamos en nuestros respectivos trabajos, pero sí acordamos comunicarnos con el doctor ese mismo día a las 2:00 p.m. en llamada en conferencia.

Puntualmente, el doctor nos llamó a las 2:00 p.m. Nos saludó de una forma muy cordial e inmediatamente me preguntó si tenía menstruación y le indiqué que bien poco. De hecho, llevaba meses sin menstruación, esa cantidad mínima fue producto de la inyección y verdaderamente fue una menstruación distinta a lo que normalmente sucedía en mis años cuando el tema de la infertilidad no era tema de conversación en mi vida. El propósito de la inyección era provocar una ovulación. El doctor me pidió que me hiciera una prueba de embarazo. Ese mismo día me hice la prueba y salió negativa. Me sentí triste porque pensé que la inyección no había funcionado. Había hecho todo lo que estaba a mi alcance, lo posible y lo imposible.

Saqué fuerzas para asimilar la noticia. Había desembolsado miles de dólares, había utilizado todos mis ahorros y había utilizado todas mis

**tarjetas de crédito.** Pero me sentía satisfecha conmigo misma, me dije: "Yovi, ¡qué valiente eres! Hiciste lo que pocas personas se atreven a hacer. Te arriesgaste a todo, solo con un 5% de probabilidad de quedar embarazada". Ese era mi bálsamo, intentar darme una oportunidad, sabía que si llegaba a viejita sin hijos, por lo menos, había luchado por ese gran sueño.

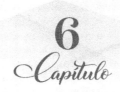

# 6
## Capítulo

# La existencia
# de los milagros

Sin saber que estaba embarazada, me fui un fin de semana para un hotel en Fajardo con mi esposo, Alfie, mi hermano Orlan y mi sobrino Xavi. Fue un fin de semana intenso en términos de actividad física. Recuerdo que el sábado nadé bastante y me tiré en muchas ocasiones por la chorrera de la piscina del hotel. El domingo, fue el día más intenso pues fuimos al Bosque Nacional El Yunque y caminamos durante horas por diferentes senderos recreativos hasta llegar a la cumbre. Allí disfrutamos de una espectacular vista de la Sierra de Luquillo.

Sin embargo, cuando regresé a mi casa esa noche sentía malestar en la garganta. Al día siguiente, decidí visitar al médico ya que me iba de viaje la semana siguiente a visitar a mi prima en Florida. Necesitaba unos días para despejarme. Pensaba que la inyección, hasta ese momento, no había funcionado. El doctor me recetó unos antibióticos y al tomármelos comencé a sentir náuseas. Pensando que eran los medicamentos dejé de tomarlos porque me iba de viaje y no quería tener náuseas. Y así lo hice, pero las náuseas nunca se me fueron, me duraron tres meses.

Ya en casa de mi prima Odaliz continuaron las náuseas a pesar de que no me estaba tomando los antibióticos. Durante ocho días consecutivos estuve con náuseas. Ese octavo día, ocurrió algo distinto. Esa mañana intenté levantarme de la cama y no pude porque el dolor que sentía en los senos era bien fuerte. Se lo dije a mi esposo y él rápidamente buscó información en internet. A los pocos minutos él me dice: **"Yovi, busqué en internet y esos síntomas son bien específicos, puede que estés embarazada"**. Mi esposo salió a comprar la prueba de embarazo mientras yo lo esperaba con dolor y náuseas en la cama. Al llegar mi esposo, fui al baño, iba un poco asustada, tal vez por el miedo de que saliera nuevamente negativa. Pero esta vez, ¡salió positiva! ¡Dios mío! ¡Qué emoción! ¡Qué felicidad sentí ese sábado, 23 de julio de 2016!

Lo primero que hice cuando vi ese positivo fue arrodillarme a Dios y darle las gracias. Mi esposo me dice que grité de la emoción, pero fue tanta la alegría que eso no lo recuerdo exactamente. **Cuando deseamos algo tenemos que luchar y nunca rendirnos, pero siempre de la mano del Creador.**

Estaré eternamente agradecida con Dios por este hermoso regalo de vida. *"Bendice, alma mía, a Jehová, y no olvides ninguno de sus beneficios"*, Salmos 103:2[7] (Reina-Valera 1960).

Lo segundo que hice al salir del baño, fue salir corriendo hacia mi esposo. Le dije: "¡Alfie, estoy embarazada!". En este momento las lágrimas que salían de mis ojos eran de felicidad. Sentí un alivio inmediato. Mi esposo y yo nos abrazamos muy felices y nos dimos un beso de alegría. Fue tanto lo que aguanté por todos esos meses que sentí un gozo que venía del cielo. *"Él hace habitar en familia a la estéril, Que se goza en ser madre de hijos. Aleluya"* Salmos 113:9[8] (Reina-Valera 1960).

Pasaron **260 días** exactos desde el 6 de noviembre de 2015 que fue el día que me diagnosticaron con fallo ovárico hasta el 23 de julio de 2016 que fue el día que descubrí que iba a ser madre de mi amada hija.

**260 días** que oré sin cesar

**260 días** que muchos de ellos hice ayuno

**260 días** que me arrodillaba a un Dios de poder

**260 días** que siempre me alimenté bien

**260 días** que hice búsqueda para encontrar una solución

**260 días** que lloré cada uno de ellos

260 días que le creí a Dios
y confié en Sus promesas

260 días que le hablaba a mi hija
sin saber quién era

260 días que Dios me moldeó y
me preparó para ser madre

260 días que le di gracias a Dios por
escogerme a mí para batallar esta prueba

260 días de mucha angustia

260 días que miré al cielo y le dije:
"Señor, no me dejes"

260 días para que ocurriera el milagro

Desde la misma casa de mi prima en Florida, llamé a la oficina del doctor en Nueva York para darles la noticia y me dieran las instrucciones de qué hacer. La asistente del doctor me atendió, estaba muy feliz con la noticia e inmediatamente habló con el doctor y me dieron la oportunidad de escoger dos médicos en Puerto Rico. Ellos mismos iban a hacer todas las gestiones con el doctor de Puerto Rico y me iban hacer la cita.

Para corroborar que estaba embarazada, fui con mi prima Odaliz ese mismo día y compré una segunda prueba de una marca distinta a la primera. ¡Efectivamente, la segunda prueba dio positiva!

LA EXISTENCIA DE LOS MILAGROS

Luego de esos días tan intensos y de tanta alegría, regresamos a Puerto Rico muy felices de nuestro viaje. Había tomado medidas de precaución en el Aeropuerto Internacional de Orlando (MCO) y en el Aeropuerto Internacional Rafael Hernández en Aguadilla (BQN) de no hacer ningún tipo de fuerzas con las maletas. Mis padres y mi sobrino Xavi fueron a buscarnos al aeropuerto. Estaba muy feliz de verlos y por dentro deseosa por darles la noticia, pero esperé y no les dije nada en ese momento ya que deseaba ir primero al médico.

El martes, 26 de julio de 2016, llegué a la oficina del doctor. Estaba un poco asustada, porque en ese momento las únicas evidencias que tenía eran las pruebas caseras que había hecho en Florida. El personal médico me estaba esperando ya que de la oficina del doctor de Nueva York ya habían coordinado la cita con ellos. A los pocos minutos, me llamaron y me realizaron la prueba de sangre para confirmar mi embarazo. Luego de una espera de 30 minutos volvieron a llamarme y en esta ocasión entré a la oficina del médico. **El médico me recibió con estas palabras: "¡Oficialmente, felicidades, vas a ser mamá!"** Todavía no salía del asombro, le contesté: "muchas gracias, doctor". Estaba tan feliz, emocionada, por momentos pensaba que era un sueño. Pero no lo era, era realidad. ¡Iba a ser mamá! ¡Por fin!

Mientras el doctor me realizaba el sonograma, me dijo:

— Este bebé va para kínder.

— ¿Por qué, doctor?

— Este bebé tiene ocho semanas y tres días.

Me quedé atónita, no lo podía creer. En ese momento no tenía manera de estimar el tiempo porque quedé embarazada sin menstruación. Dios me premió, esa inyección que me puso el doctor en Nueva York provocó una ovulación perfecta y me embaracé al mes justamente (14 días luego de la llamada del doctor) según el cálculo de los médicos, ya que me embaracé sin menstruación. La inyección, junto con la intervención de Dios, fue la causante de que mis ovarios volvieran a trabajar aunque fuera solo por un mes. La inyección y el Padre Celestial ayudaron a que saliera posiblemente el único óvulo que quedaba en mi cuerpo.

Jamás pensé que mi bebé ya tuviera tantas semanas. Ese día para mí siempre será muy importante porque fue el primer día que pude ver a mi bebé por medio de un ultrasonido. ¡Qué felicidad fue escuchar los latidos del corazón de mi bebé! Cada momento era de mucha emoción, alegría, esperanza y agradecimiento.

Desde ese momento en adelante comenzó oficialmente mi gran responsabilidad como madre. Rápido le dije al doctor: "doctor, ¿qué tipo de repelente puedo utilizar para evitar picaduras de mosquitos?". El virus Zika era una amenaza de salud pública en Puerto Rico. El doctor me recomendó un repelente particular, color verde, que nunca me faltó, lo utilicé hasta el día que me hospitalizaron para dar a luz. Nunca me fallé ni le fallé a mi bebé. Mi bebé no podía cuidarse por sí mismo. Mi bebé dependía 100% de mis cuidados.

En ese momento, mis niveles de progesterona estaban bajos. El doctor me envió por 30 días unas inyecciones y unos supositorios de progesterona al 8% para subir la hormona. Ahora era el momento de poner en práctica lo aprendido en las clases de la clínica de Nueva York y mi esposo me puso fielmente las inyecciones todos los días. Era importante que el bebé se pegara bien al útero para prevenir un aborto espontáneo. **Este gran milagro teníamos que protegerlo.** El doctor me indicó que hasta tanto mis números de progesterona no aumentaran al nivel ideal no me iba a referir al ginecólogo. Estuve con él hasta que mis números de progesterona aumentaron considerablemente. Fue entonces que el médico me dio de alta y me preguntó:

— ¿Ya sabes cuál va a ser el ginecólogo que va a atender tu embarazo?

— Doctor, a mí me gustaría que me atendiera un doctor de alto riesgo y he pensado en el Dr. Juan Carlos Castañer, él fue el médico que trajo al mundo a mi sobrino y sé que hizo un excelente trabajo. Es un profesional en el campo, así que me gustaría que fuera él, ¿qué usted cree?

— Él es excelente, fue quien atendió a mi esposa cuando nació mi hijo.

— No hay nada más que hablar, envíeme el referido.

El 15 de agosto de 2016 fue mi primera visita con el Dr. Juan Carlos Castañer. En esa visita inicial, el doctor me orientó muy detalladamente sobre todas las etapas del embarazo, me entregó literatura relacionada y me detalló sobre el virus Zika. Estar bajo el cuidado del Dr. Juan Carlos Castañer significó mucho para mí, me sentía tranquila porque sabía que estaba en unas manos excelentes. El Dr. Castañer se especializa en ginecología obstétrica en San Juan, Puerto Rico y tiene más de 30 años de experiencia en el campo de la medicina. Se graduó de Albany Medical College con su título de médico en 1987.

En esa primera visita, me realizaron un sonograma y vi nuevamente a mi bebé y escuché los latidos de su corazón que sonaban muy fuertes. Me sentía tan feliz, estaba viviendo uno de los momentos más felices de mi vida. Muchas cosas pasaron por mi mente en ese momento. Recuerdo que pensé lo privilegiada que había sido de crecer junto a mis padres y tener una mamá que siempre estuvo junto con mi padre en cada etapa de mi vida ayudándome y esmerándose por hacerme una niña feliz. Justo lo que quería para mi bebé. Es inexplicable ese sentimiento tan grande que puede sentir una mujer que está embarazada.

Siempre en cada una de las visitas, le preguntaba a la enfermera y al doctor: "¿el bebé está bien? ¿cómo se ve? ". Ellos me iban enseñando todas sus partecitas, sus bracitos, sus piernitas y su corazoncito. Siempre me emocionaba, era un deleite ver a mi bebé moviéndose en mi barriguita. Pronto iba a saber si sería madre de un niño o una niña. Mi mayor sueño era ser madre de una niña, solo Dios, mi esposo y mi madre lo sabían.

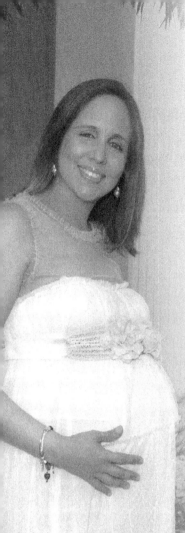

# 260 días para mi milagro

|  | |
|---|---|
| 28/dic/2013 | Mi boda |
| 4/sep/2014 | Supe que a mi papá lo iban a intervenir |
| sep/2015 | Comencé a sentir sofocones nuevamente |
| oct/2015 | Pruebas de medidores hormonales |
| 27/oct/2015 | FSH en 36, posible menopausia prematura |
| 6/nov/2015 | Diagnóstico de fallo ovárico |
| 7/nov/2015 | Declaré que iba a ser madre |
| 23/nov/2015 | Carta a mi querid@ bebé |
| nov/2015 | Adamari López promociona su libro *Amando* |
| dic/2015 | Primer caso de Zika en Puerto Rico |
| 24/dic/2015 al 4/ene/2016 | Viaje a Florida y segunda opinión |
| 9/ene/2016 | Cita con Dr. Ernesto Herger, hijo |
| 1/feb/2016 | Declaración del virus Zika como una emergencia de salud pública |
| 31/mar/2016 | Recibí la llamada que cambió mi vida e hice cita con el especialista en Nueva York |
| 26/abr/2016 | Cita con el especialista en Nueva York y la inyección milagrosa |
| 10/may/2016 | Llamada con el doctor de Nueva York para verificar ovulación y menstruación |
| 31/may/2016 | Quedé embarazada según el cálculo estimado que hizo el doctor |
| 23/jul/2016 | La prueba de embarazo salió positiva |
| 26/jul/2016 | La prueba de sangre confirmó el embarazo |
| 15/ago/2016 | Primera visita al Dr. Juan Carlos Castañe |
| 29/ago/2016 | Supe que mi bebé era una niña |
| 7/mar/2017 | Fecha estipulada para inducir el parto |
| 8/mar/2017 | Nació la niña que amé antes de nacer |

260 días

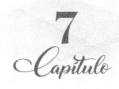

# 7
## Capítulo

# ¡Es una niña!

Luego de esas dos semanas de extremo cuidado, tuve nuevamente mi cita con el Dr. Castañer. Ya en ese momento, tenía 12 semanas de embarazo. Ese 29 de agosto de 2016 ocurrió algo que jamás olvidaré. La enfermera me preguntó:

— ¿Quieres saber lo que vas a tener?

— Pues claro.

Estaba bien nerviosa, además esa pregunta todavía no me la esperaba. **En mi mente decía: "¡Dios mío que sea una nena!"**. Ella me dice:

— ¡Es una nena!

Una vez más, miré al cielo a dar gracias.

Estaba feliz, era mi petición contestada una vez más. Por fin mi sueño se hizo realidad. **Ailed era una realidad. Ya le podía hablar por su nombre.**

Le decía: "Ailed, pórtate bien. ¡Mamá te ama!" Y estuve todos los meses siguientes hablándole mucho a mi hija, fuimos una y así seremos por el resto de nuestra vida, es por esto tanta complicidad entre nosotras. Ailed pudo sentir cómo la protegí, lo que pasé por tenerla y cómo la sigo cuidando. Ailed es un ángel que Dios tenía en el cielo y la envió del cielo a mi vientre. Sus ojos tienen un brillo especial que viene del cielo.

Cuando llegué a Quebradillas, ese mismo día, lo primero que hice fue ir a una floristería y compré un hermoso globo color rosa con la siguiente inscripción: "Es una niña". Inmediatamente fui a la oficina de mi esposo y se lo regalé. Él estaba muy feliz, me dio un abrazo y un beso grande, ya era una realidad. ¡Iba a ser padre de una princesa! ¡Nuestra hermosa hija!

Siempre que iba a la oficina del Dr. Castañer y me hacían un sonograma, le peguntaba a la enfermera: "¿sigue siendo una nena, verdad?" y ella me decía "sí" con una sonrisa como quien dice, eso es seguro. Yo anhelaba una niña.

Como parte del protocolo médico, en una ocasión el doctor me preguntó si deseaba hacerme la amniocentesis. La amniocentesis es un estudio que se hace durante el embarazo que permite recoger información sobre el desarrollo del bebé, tomando una muestra del líquido amniótico. Este es el líquido que rodea al bebé en el útero. La razón principal para realizar esta prueba es determinar si el bebé tiene una condición genética o una anormalidad cromosómica, como el síndrome de Down. Sé que es parte de los estándares y del protocolo ofrecer esta prueba ya que tenía 34 años y tendría 35 años al momento del alumbramiento. Sin embargo, rechacé realizarme el procedimiento y firmé un documento donde relevaba al doctor de toda responsabilidad. En todo momento estaba confiada que Dios traería a la bebé sana y si hubiese llegado con algún padecimiento aun así hubiese sido bien recibida.

Así pasaban los meses y siempre cuidé mi embarazo, tuve los mejores cuidados. Estar embarazada fue una experiencia única. Siempre sentí cómo me cuidó mi familia, en casa de Mami y Papi siempre he sido la reina, pero en esos meses fui más que reina. Fueron meses de mucha responsabilidad, bien tapada, de pies a cabeza, una picada de mosquito no podía arruinar mi gran sueño. Practicamente, no salía de mi casa, mis únicas salidas eran ir al trabajo e ir a casa de Mami y Papi. En mi oficina, mis compañeros de trabajo fueron bien responsables y siempre estaban pendientes de que no entrara algún mosquito, si llegaba alguien con algún catarro, ellos trataban de atenderlos, en fin, me cuidaron como a una hermana. En todos los escenarios siempre tuve ángeles que Dios me envió a protegerme. Trabajé fuerte todos esos meses. Los primeros meses fueron de mucho agotamiento físico y dormía mucho cuando llegaba de mi trabajo. Luego los siguientes meses fueron de mucha energía, me dio con limpiar desde los seis meses de embarazo, le preparé el cuarto a la nena de la manera más bella que mi mente pudo imaginar, fui impecable con cada detalle para ella. Mi alimentación fue excelente, no consumí nada de pescados para así evitar el mercurio en el cuerpo ya que no era bueno para la bebé. Mis vitaminas prenatales nunca fallaron, siempre me las tomaba en las noches. También me tomaba unas cápsulas de Omega 3. Según me indicó el médico, tomar Omega 3 durante los meses de gestación iba a ayudar a la formación y el desarrollo del cerebro de mi bebé. El único antojo que tuve en mi embarazo fue comer pizza. Además, de mi plato de comida, comía pizza casi todas las noches y me las comía con mucha satisfacción. ¡Sabían divinas! De 140 libras que era mi peso, aumenté a 200 libras. Gracias a mi estatura de 5 pies y 8.5 pulgadas pude disimular esas libras, aunque por la hinchazón eran evidentes.

Durante mi embarazo siempre le hablaba a mi hija, le leía cuentos y le ponía música todo el tiempo. En mi oficina escuchaba música del famoso compositor austriaco Mozart. La música de Mozart tiene beneficios que estimulan la inteligencia de los bebés en la barriga. Además de la música de Mozart, escogí la canción "Carrusel de niños", tema de apertura de la telenovela "Carrusel". Me gustaban tanto, que para finales de la década de 1980 o principios de la década de 1990, fui con mi abuela Delia a ver el elenco que se presentó en Puerto Rico. La música infantil también es muy recomendada para que los bebés la escuchen. Mis nueve meses fueron intensos, de cuidados, excelente alimentación y mucha alegría. Mi cremita en la barriga, los brazos y los muslos nunca me faltó. Esa cremita era para hidratar la piel y combatir las estrías. El resultado fue de excelencia. Así transcurrieron los meses, mi barriga seguía creciendo y mi felicidad también.

Mi mamá me hizo un *baby shower* celebrado en el Hotel El Guajataca en mi querido pueblo de Quebradillas que disfruté mucho y recibí muchos regalos para la bebé. También en mi trabajo me sorprendieron con dos *baby showers* donde recibí muchas muestras de cariño y detalles de mis compañeros de trabajo. Verdaderamente, mi bebé siempre fue muy deseada y ya quería tenerla entre mis brazos.

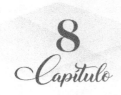

# 8
## Capítulo

# Día Internacional
# de la Mujer

"Lo mío no es velocidad, es resistencia" es un dicho que siempre he escuchado de mi mamá desde muy niña. Mami es esa mamá que siempre me ha enseñado a seguir hacia adelante, también es una mamá y una abuela súper divertida y amorosa. Siempre con sus dichos muy jocosos nos llena de risa a todos. Puede hacer un libro de sus dichos.

Con esas palabras en mi mente, salí de mi casa aquella mañana apróximadamente a las 10:00 a.m. del 7 de marzo de 2017 junto a Mami y Tía Chiquita camino al hospital donde iba a dar a luz, según la fecha estipulada para inducir el parto ya que no dilataba. Mi esposo iba a llegar directo al hospital en la tarde. Ya me estaba acercando a la meta. Si miraba hacia atrás, había superado muchos obstáculos, pero nada había podido detener mi carrera. Definitivamente, fue un maratón con muchas barreras, pero lo corrí y me preparé como se preparan los atletas para competir en unas olimpiadas.

Confieso que estaba nerviosa porque era primeriza y no sabía a lo que me iba a enfrentar, pero si algo puedo asegurar es que estaba extremadamente feliz.

En ese momento todavía no había dilatado nada. Llegamos al hospital justo a las 12:00 del mediodía y hasta ese mismo día me administré el repelente de mosquitos. Ya por fin, mi cuerpo iba a recibir un descanso de tanto "perfume". Ese pote verde se convirtió en mi oloroso perfume por todos esos meses.

**"Sé valiente, protege a la bebé, solo tú la puedes proteger"**, esas palabras también las tenía muy presentes. Mi mamá me las dijo al oído justo antes de despedirse de mí, luego entré a la sala de parto. Mientras tanto ella esperaba sentada en una pequeña salita.

Me reporté en la sala de parto, ya me estaban esperando y rápido me ubicaron en cama. Tuve la gran bendición que los ángeles continuaban rondeándome, el trato en el hospital fue de primera y tuve unas enfermeras que fueron muy amables conmigo.

Antes de que me administraran cualquier medicamento, le entregué a las enfermeras el kit que correspondía para almacenar las células madres de la bebé (sangre y tejido). Como parte del proceso, correspondía extraerme tubos de sangre para el kit pues luego de que la bebé naciera había que enviarlo al estado de la Florida, donde está ubicado el banco de la compañía que escogí. Le dejé escrito a mi mamá y a mi esposo todo, paso a paso, de lo que había que hacer una vez naciera la nena ya que había que llamar a Estados Unidos para que un representante de la compañía fuera al hospital a recoger el kit. Soy muy estructurada en mis asuntos y no sabía en qué estado yo iba a estar luego del parto, tal vez me podían hacer una cesárea, eso aún no se sabía. Ese kit tenía que llegar a su destino en la Florida en las próximas 24 a 48 horas.

Mi recomendación a todos los futuros padres y madres es que en la medida que esté a su alcance preserven la sangre y el tejido del cordón umbilical. Hay opciones de financiamiento en el proceso por lo que es una alternativa viable. Almacenar y preservar las células madres podría ser de mucho beneficio en la salud del niño o de la niña, al punto de que podría salvarle la vida.

Más tarde llegó mi esposo a la sala de parto. Me trajo un delicioso manjar que estaba autorizado por el médico. Esa comida fue como un oasis ya que me dio fuerzas para las horas que se aproximaban. Todavía mi esposo habla de esas horas intensas y dice que es más fácil ir a China y regresar que esas horas qué pasó en aquella sala fría.

Él no quiso sentarse en la silla al lado de la cama, al parecer no era muy cómoda y prefirió acostarse en el piso arropado con una frisa bien caliente que yo le había llevado. Estaba extenuado en el piso ya que había trabajado ese día en su oficina.

En esa sala de partos se escuchaba de fondo el dolor de las mujeres que estaban allí, me llamó la atención el sinnúmero de palabras obscenas que se escuchaban. Era evidente el dolor y el desespero de todas y claramente las podía entender. Literalmente, cada vez que me daba una contracción me cerraba la boca con la mano. En mi caso, lo único que repetía era: "qué dolor tan grande, me duele mucho, ay Dios mío, ¿Qué es esto? ¡Ay, qué dolor!" Lo repetía todo el tiempo. Además, llamaba a las enfermeras para preguntarles si me podían poner algún medicamento para el dolor. Siempre fui bien respetuosa a pesar del dolor tan inmenso que sentí. Jamás se me hubiese ocurrido pensar lo que verdaderamente se vive en una sala de parto.

Seguían pasando las horas y yo no dilataba nada, ni un centímetro. La historia se repetía, justo lo que le pasó a Mami con sus tres barrigas. Definitivamente, pensé en un momento dado que me iban a hacer una cesárea.

En un tono amable, pero con un inmenso dolor, llamé a la enfermera y le dije: **"enfermera, por favor llame al doctor y dígale que venga a hacerme**

**una cesárea".** El dolor era muy fuerte y no dilataba nada a pesar de los medicamentos que me habían administrado para provocar el parto. Solo quería que alguien me aguantara mis manos. Hubiese preferido las manos de mi mamá, pero ella verdaderamente no podía estar allí viéndome sufrir tanto. A pesar del frío que hacía, yo sentía un intenso calor. Me volteaba un poco en ocasiones y eso me aliviaba el dolor, pero rápido me daban instrucciones que tenía que cambiarme de posición porque dejaban de escuchar los latidos del corazón de la bebé.

Ya cuando iba por 15 horas de labor de parto, llamé a la enfermera y le dije: "¿usted me puede aguantar las manos? Es que tengo mucho dolor". Y ella muy gentilmente me las aguantó y oramos juntas. Y ahí mismo digo en voz alta: **"Señor, haz un milagro en mí, ya no puedo más".** Ahí, de la mano de la enfermera, me quedé dormida y en unos minutos ella me despertó y me dijo suavemente al oído:

— Yovanska, parece que Dios te escuchó.

— ¿Por qué me dice eso?

— Porque de un centímetro que estabas subiste de momento a ocho centímetros, vamos a llamar al doctor, prepárate que esto comienza ahora y vas a dar a luz a tu hija.

¡Llegó el momento! Ya eran las 3:00 de la mañana. Con el dolor en su máximo esplendor, tomé el celular que lo tenía a mi lado y llamé a mi mamá, le dije:

"Mami, ahora viene el doctor, voy a dar a luz". Conociéndola, sé que comenzó a orar por su hija y su nieta que venía en camino. Y una vez más, me dijo: "protege a tu bebé, saca fuerzas, sé valiente". Ese momento me hace recordar el versículo de Juan 16:21 de Reina-Valera 1960 que dice:

*"La mujer cuando da a luz, tiene dolor, porque ha llegado su hora; pero después que ha dado a luz un niño, ya no se acuerda de la angustia, por el gozo de que haya nacido un hombre en el mundo".*

Mi papá estaba en Quebradillas y mi hermano Ricardo, que estaba en San Juan con Mami, dejó a Mami en el hospital y se fue a Quebradillas a buscarlo para que Papi estuviera cuando naciera su nieta. Gracias a mi hermano que buscó a Papi a las 3:00 de la madrugada de ese hermoso día, Papi pudo estar en el hospital.

El 8 de marzo de 2017, a las 6:29 a.m., en San Juan, Puerto Rico, en el día más feliz de mi vida, nació nuestra amada hija, Ailed Yovanska. Nuestra princesa llegó al mundo precisamente el Día Internacional de la Mujer.

El nacimiento se produjo tres días después de llegar a la semana 40, luego de 18 horas de labor de parto inducido. El dolor más grande me trajo la bendición más grande. Jamás imaginé que ese momento se iba a dar mediante parto natural y que mi esposo fuera quien cortara el cordón umbilical. Eso fue gracias al Dr. Castañer que siempre apostó a que yo podía tener a mi hija por medio de parto natural. Siempre me decía: "tú la puedes parir" y así fue.

Mi hija midió 20 pulgadas y pesó 7 libras con 10 onzas. Por siempre guardaré en mi recuerdo aquella escena cuando el doctor la puso en mi pecho y ella rápido me miró justo a mis ojos. ¡Sin duda fue un momento muy emocionante! **Cuando los ojos de mi hija y los míos se encontraron ocurrió algo muy especial, en ese momento sentí que se estableció una conexión emocional muy fuerte, era un interés recíproco. Esa mirada quedó grabada en mi mente para siempre.**

Como madre primeriza, tenía mis preocupaciones. Una que siempre tuve era que cuando naciera la bebé no me la fueran a cambiar o se fueran a confundir en el hospital. Siempre le mencionaba a mi esposo que cuando naciera la bebé y la fueran a limpiar estuviera bien pendiente. Pero como Dios es tan perfecto, una vez más no escatimó conmigo. Para darme paz y tranquilidad, cuando mi hija nació lo primero que le observé fue que tenía unas espinillitas en la nariz. Rápido le pregunté al doctor y me dijo que era muy común en los bebés, me indicó que era producto de las hormonas maternas y que duraban alrededor de un mes. Cada vez que se llevaban a la nena y las enfermeras me la traían siempre le miraba su nariz.

Y obviamente esos ojos eran reconocidos por mí. Yo sabía quién era mi hija. Cero probabilidad de que me confundiera, desde el primer instante que la vi, fue suficiente para reconocerla por siempre.

Normalmente en los hospitales a las enfermeras o los enfermeros se les llama por los apellidos, aún recuerdo claramente cuando la nena estuvo en el hospital esos primeros días. Me dice la doctora señalando a una dama:

— Ella es quien va a estar al cuidado de tu hija en el día de hoy.

Yo miro a la enfermera, la saludo muy cordialmente y le digo:
— Hola, ¿cuál es su nombre?

Pensé que, como todas ellas se llamaban entre sí por sus apellidos me iba a decir un apellido normal, pero para mi sorpresa, me dice:
— Mi nombre es Delia.

Verdaderamente, se me paró el corazón por unos segundos. En ese momento, me impresioné porque sentí que de alguna manera ángeles seguían cuidándonos a la nena y a mí. Delia era el nombre de mi abuelita y el de mi mamá. Y en ese momento, le dije:

— Ustedes son tocayas, cuídemela bien que esa niña es lo más grande que tengo en mi vida.

Ella supo el nombre de la nena en ese instante cuando

le dije que se llamaba Ailed. La tarjetita que estaba en la cunita del hospital llamaba a la nena como "Girl" Olivencia de Jesús ya que en los hospitales por regla general a todos los recién nacidos siempre les ponen los apellidos de la madre hasta que los dan de alta. Eso nos explicaron a mi esposo y a mí al momento de la preadmisión ya que nosotros éramos primerizos y no teníamos ese conocimiento. Por lo general, se lo explican con más énfasis al padre ya que en esos días su apellido no está plasmado.

Luego de salir del hospital, el próximo lunes, 13 de marzo, fui temprano en la mañana a las oficinas centrales del Registro Demógrafico en Hato Rey, Puerto Rico a inscribir a mi hija. Creo que fue uno de los momentos que más saboreé, poder inscribirla con su nombre, verdaderamente no me cansaba de mirar el certificado de nacimiento, pues ya oficialmente se llamaba Ailed Yovanska. Miraba el documento y era mi sueño hecho realidad, ya estaba plasmado su nombre en un documento oficial. Recuerdo que fui con mis papás porque mi esposo ese día estaba trabajando ya que había tomado libre la semana anterior. Yo le decía a mi mamá: "Mami, a veces no puedo ni creerlo". Ya mi Ailed era una realidad, ya oficialmente, ese hermoso nombre de tanto sentimiento para mí, oficialmente quedaba grabado en la historia de mi hija.

Esa princesa, por la que todos los días me levanto

a trabajar para que no le falte nada, por la que me esmero educándola y enseñándole el amor y respeto a Dios. Sí, ella misma, la que me da fuerzas y su felicidad y alegría me hacen cada día reafirmarme que Dios es un Dios de poder y que me regaló la bendición de ser la madre de un ángel, sí, mi hija, la niña que amé antes de nacer. La niña con la que una vez soñé y hoy es una realidad.

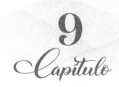

# Tuve un sueño

Desde que soy pequeña siempre he tenido sueños que se cumplen. En esos días de mucha espera y desesperanza, tuve un sueño antes de estar embarazada, pude ver claramente a la que luego se convirtió en mi hija. Ese día me levanté tan y tan feliz, recuerdo que inmediatamente compartí esa inmensa alegría, se lo dije a mi esposo y él me preguntó:

— Yovi, ¿cómo era?

Y le dije emocionada:

— Era bella, tenía los ojos claros.
— Pero más o menos, ¿cómo era?
— Alfie, se parecía a la hermosa Alaïa, la hija de Adamari, en este momento, es la bebé más parecida que te puedo decir.

Alaïa y Ailed, cuando bebés, tuvieron un gran parecido, una gran cantidad de personas me lo ha dicho, específicamente en su primer año y medio de vida. Por coincidencia, nacieron ambas en el mes de marzo. Ailed nació dos años más tarde.

En todo el proceso que pasé, Adamari López, con su libro *Amando*, me dio mucha esperanza. Cada línea que leía de su libro me hacía sentir bien identificada. Su libro fue un bálsamo. *Amando* salió a la venta justo en noviembre de 2015, el mismo mes que me diagnostican con fallo ovárico. Mientras leía su libro pude identificar que las palabras de los médicos eran literalmente iguales. Me sorprendía porque a veces hasta pensaba: "¿será que en la escuela de medicina dan una clase de cómo manifestar los diagnósticos a los pacientes?". Posiblemente son bien técnicos en su jerga. Nunca he olvidado las lágrimas que derramé mientras leía su historia.

En uno de esos momentos que solo mi esposo y yo éramos testigos, en una conversación de esposos, un día normal, mi esposo me dice:

— Yovi, puede que la nena se parezca a mí, mis genes son fuertes.

Pienso que tal vez él me lo decía para prepararme, tal vez pensaba que yo soñaba con una niña ideal, que se pareciera a mí. ¿A qué madre no le gustaría que su hija se pareciera a ella? Tranquilamente, le dije:

— Lo importante para mí, primero que todo, es que mi hija sea sangre de mi sangre y segundo, que venga saludable. Después que saque aunque sea el dedito del pie mío, soy feliz.

Pero los planes de Dios una vez más me sorprendieron, nuestra hija es una réplica mía y el dedito del pie lo sacó de su papá.

Hoy puedo dar gracias a Dios por
haberme escogido a mí, no fue nada fácil,
pero con mucha oración, esfuerzo, voluntad,
fe, ayuno y oración, Dios me recompensó,
hoy puedo disfrutar a mi hija todos los días.
¡Qué gran regalo! Tengo mucho
que agradecerle a Dios.

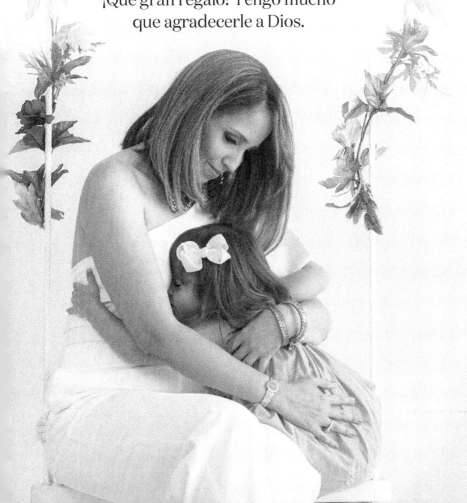

# 10
## Capítulo

# El impacto
# del Zika

Este capítulo se lo dedico a todas las madres y a todos los niños que batallaron con este diagnóstico. A todos los angelitos que nunca llegaron a este mundo y están con Papá Dios porque sus madres fueron picadas por un mosquito contagiado. También se lo dedico a quienes pudieron superar el diagnóstico, pero pasaron momentos de incertidumbre en pensar cómo iba a estar su hijo/a. Con todos, Dios tuvo un propósito.

Desde el momento que interioricé lo que era el Zika y sus consecuencias comencé a protegerme para evitar un contagio. Sin estar embarazada tomé todas las medidas. El primer caso de Zika reportado en Puerto Rico se registró en diciembre de 2015[10]. El Zika se transmite a través de la picada del mosquito Aedes aegypti. Los síntomas más comunes son fiebre, sarpullido, dolor de cabeza, dolor en las articulaciones, conjuntivitis y dolor muscular, entre otras. En ocasiones la persona no presenta ningún síntoma. El sector de la sociedad que corría el mayor peligro eran las embarazadas. Una embarazada infectada con el Zika corría el peligro de que su bebé sufriera de microcefalia.

Durante todo mi embarazo estuve protegida de pies a cabeza. Me colocaba repelente en todo el cuerpo, menos en la barriga. Mi rutina era utilizar pantalones largos, blusa, chaqueta, bufanda, medias y zapatos cerrados. La ropa que utilizaba trataba de que fuera en colores claros. En todos esos meses nunca me puse un traje corto, un pantalón corto, una blusa sin mangas. Aun para estar dentro de mi casa no utilizaba pantalones cortos y dormía igual de tapada. En muchas ocasiones sentía calor, pero no me importaba, mi hija siempre fue primero. Durante todo mi embarazo nunca me picó ni un mosquito.

El 1 de febrero de 2016, el Comité de Emergencia de la Organización Mundial de la Salud, declaró el virus Zika como una emergencia de salud pública de importancia internacional.

El grado de epidemia que alcanzó la Isla a causa del virus del Zika llegó a tal grado que Puerto Rico estuvo en una lista de países en la que los viajeros debían tener ciertas precauciones. Esta medida impactó negativamente el turismo, hasta el punto que la Oficina del Comisionado de Grandes Ligas canceló una serie de dos juegos de temporada regular entre los Piratas de Pittsburgh y los Marlins de Miami pautados para el 30 y 31 de mayo de 2016 en el Estadio Hiram Bithorn de Hato Rey.

Precisamente, ese 31 de mayo de 2016 fue el día que quedé embarazada según el cálculo estimado que hizo el doctor; fue ese 31 el día que finalmente vencí la infertilidad.

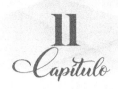

# ¿Cómo vencí
# la infertilidad?

El tema de la infertilidad es un drama que viven muchas mujeres, en mi caso, gracias a que emocionalmente estaba bien equilibrada y bien aferrada a la mano de Dios pude combatirlo, vencerlo y salir airosa de la lucha más fuerte que he peleado en toda mi vida. Era una lucha cuyo resultado no dependía de mí. En ocasiones me sentía impotente ya que no estaba en mis manos llegar a ese número que estábamos buscando en los resultados médicos. No era una lucha que con dedicación y esfuerzo podía lograr, a modo de ejemplo, como sacar buenas notas en un examen, si hubiese sido eso, ningún problema hubiese tenido. Sencillamente tenía que reconocer que mi cuerpo estaba pasando por una menopausia y que el final de la vida reproductiva había tocado a mi puerta. ¿Cómo reconocer en mi cuerpo ese diagnóstico? Evidentemente, estaba consciente de mi

LA NIÑA QUE AMÉ ANTES DE NACER

diagnóstico, era claro y real, pero nunca reconocí ese diagnóstico en mi cuerpo. En ningún momento estuve en negación, siempre busqué ayuda. Pero nunca permití que ese diagnóstico tomara control de mi cuerpo. Dije un buen día: "a luchar se ha dicho, voy con todas mis fuerzas a encontrar a mi bebé".

Llené mi maleta de sueños y vencí la infertilidad así:

- Oración directa a Dios

- Visita a médicos

- Medicamentos naturales

- Vitaminas

- Ayuno

- Lectura de Biblia

- Lectura de testimonios que me producían fuerza para continuar

- Cada vez que veía un bebé decía: "Señor, no me dejes".

- Me arrodillé todos los días a pedirle un bebé a Dios (día, noche y madrugada)

- Escuché música cristiana

- Comencé a documentar el proceso que viví porque sabía que Dios iba a obrar de manera que estaba segura de que este libro venía con un aire esperanzador

- Declaré por diferentes medios que iba a ser madre de mi hija (lo escribí y lo decía muchas veces en el día)
- La inyección milagrosa

En este trayecto descubrí que muchas mujeres habían vivido mi mismo dolor, pero la mayoría de ellas callan en ocasiones por vergüenza a sentir que tienen algún defecto. En mi caso, jamás me sentí así, sabía que no tenía ningún defecto y que era Dios quien tenía un gran propósito en mi vida.

No poder embarazarte produce una ausencia que te afecta como una pérdida de un ser querido, en ocasiones trataba de visualizarme en el futuro y esto me hizo cambiar la forma en que me veía. Siempre me visualicé siendo madre. Combatir la infertilidad es la prueba más grande que he enfrentado. El agotamiento psicológico y económico que esto deja es como estar en una montaña rusa, pasas de sentimientos de fe y esperanza a sentimientos de desespero y frustración, solo quien lo vive puede decirlo.

Se habla mucho de la infertilidad, pero en pocas ocasiones las personas se atreven a compartir sus experiencias. Por medio de este vehículo, que es mi libro, anhelo impactar vidas para llevar un mensaje contundente y que las personas me vean de ejemplo y les dé esperanza de conseguir su más anhelado sueño.

# 12
## Capítulo

# Mensaje final de la autora

Siempre he tenido a Dios en primer lugar. Jamás imaginé de qué trataban unas palabras que, en el año 2000, me dijo una predicadora que visitó la iglesia a la que yo asistía en aquel entonces en mi pueblo de Quebradillas. La predicadora se me acercó y me dio una palabra muy bonita, pero a la vez un poco difícil de descifrar a mis 19 años. Me dijo que para Dios yo era una joya y que yo era un cofre que estaba lleno de joyas muy hermosas. Entendí que se refería a mis cualidades como ser humano. Lo que en ese momento no pude entender bien fue cuando me dijo que algún día yo iba a llevar un mensaje a muchos lugares del mundo. Tal vez no entendí cuál iba a ser el mensaje que iba a llevar. Hoy, justo 20 años más tarde, puedo entender aquella palabra que la predicadora depositó en mí, un mensaje de Dios, directo del cielo.

Hoy me pongo a la disposición de Dios para difundir por medio de este libro este hermoso mensaje. Todo lo más valioso que tengo en mi vida es por la gracia de Dios. En ocasiones, podemos llevar mensajes y predicaciones de formas distintas para ayudar a otras personas. La vida no se trata de tener mucho, la vida se trata de hacer mucho con lo que tenemos.

Si estás pasando una situación parecida a la que yo pasé, nunca te conformes con tocar una primera puerta, ni una segunda puerta, es posible que en la tercera puerta se encuentre la llave que defina tu futuro como mujer y madre.

En muchas ocasiones viene a mi mente como aquella niña que soñó ser mamá, aquella esposa que enfrentó toda adversidad por aumentar su familia, aquella hija que anhelaba darles un/a nieto/a a sus padres, luchó contra todo diagnóstico y se convirtió en una gran mamá gracias al buen ejemplo que aprendió de la suya. Es por todo lo vivido y todas mis experiencias que tengo la responsabilidad de decirte a ti mujer:

> Cuida a tus hijos, protégelos, nunca permitas que nadie dañe a tus hijos, aliméntalos bien, dedícales tiempo, juega con ellos, trátalos con amor, enséñales modales, edúcalos con valores, diles cuán grande es Dios, en fin, haz ese hermoso rol de madre con el amor más grande del mundo. Solo tú serás la mejor mamá para tu bebé, ese

instinto maternal no tiene comparación. Lucha y sé valiente. Es el proyecto de vida más hermoso que vas a vivir.

En mi tiempo de espera, yo continuaba orando sin saber que estaba embarazada. Seguía arrodillándome, orando por un bebé y ya mi bebé estaba dentro de mí y no lo sabía. Siempre digo que una de las razones por las que mi hija es tan apegada a mí es por eso, ella pudo sentir cuánto la deseé y la protegí desde que estaba muy dentro de mí.

Recuerden poner a Dios en primer lugar al momento de emprender su camino. En ocasiones Dios puede tener algo mejor preparado para ustedes. Gracias a los planes de Dios pasé por un momento muy duro en mi vida y hoy puedo llevar un mensaje de esperanza a todos. ¡Confíen en Dios! ¡Confíen en ustedes! ¡Atrévanse! ¡Yo lo hice y mi instinto no me falló!

Este testimonio sé que va a impactar a una gran cantidad de personas, es por esto que si llega el mensaje, puedo dar gracias que se cumplió el propósito. Gracias, Dios, Tú no me fallaste, ¡jamás te fallaré! Somos una muestra de Tu gran poder.

Me siento con la responsabilidad de llevar este hermoso mensaje a mi hija, que es mi próxima generación y como dice la Sagrada Biblia en Salmos 89:1[11] en Reina-Valera 1960: *"Las misericordias de*

*Jehová cantaré perpetuamente; de generación en generación haré notoria tu verdad con mi boca".* Gracias por tomar de su tiempo para leer mi historia. Tengan bien presente que siempre es posible lograr los sueños. ¡Luchen! ¡Nunca se rindan! Todos tenemos ángeles en el camino.

Al terminar de escribir este libro mi hija tiene tres años. Es una niña muy saludable, cariñosa, inteligente, divertida, amorosa y hermosa. ¡Te amo hija! Por siempre serás mi muñeca viviente. Te amé antes de nacer y así será por siempre.

Les regalé momentos que me dieron fuerzas, escribir este libro me ayudó a sanar el dolor que causó la infertilidad en mi vida. **En ocasiones tenemos que enfrentar el pasado para disfrutar el futuro en su máximo esplendor.** En el proceso de escribir este libro, reí, lloré, sentí amor, paz y más que todo, agradecimiento. Eso no significa que la condición me ha abandonado. Aún continúo con la menopausia prematura y todos los síntomas. Aprendí a manejar los súbitos calores internos que siento diariamente y que me acompañarán por los próximos años. Al momento estoy comenzando a tratarme de la condición de artritis reumatoidea. Sin embargo, es importante resaltar que me aferro a mi milagro de vida y al gran amor que Dios ha depositado en mí para mirar el dolor como un espejo poderoso que me impulsa a seguir hacia adelante. A pesar de los remanentes que la menopausia dejó en mi cuerpo, esto no ha empañado la felicidad que me brinda día a día la dicha de ser mamá. Nunca sientas miedo de luchar por lo que más anheles. **¡Inténtalo!** ¡Dios te bendiga!

¡Con mucha sinceridad, honestidad, humildad y respeto, compartí mi historia!

Con amor,

*Yovanska*

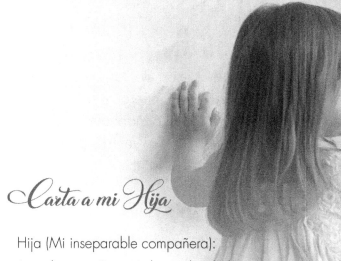

# Carta a mi Hija

Hija (Mi inseparable compañera):

Agradezco a Dios ser la madre de la que será por siempre mi mejor amiga, pero consciente de que soy tu mamá. Cuando supe que estabas en mi barriguita, un pedazo de mi corazón se puso en su lugar. La admiración que siento por ti es infinita, la misma que sentí cuando el médico te colocó en mi pecho aquella hermosa mañana a las 6:29 de ese inolvidable 8 de marzo de 2017. Ese día, Día Internacional de la Mujer, me hiciste el regalo más bello, ser madre, sentí la mayor felicidad del mundo, esa felicidad que solo me regalas tú. Hija, en verdad nuestras almas están tan compenetradas que cuando te miro siento que miro mis propios ojos, siento que me veo a mí. ¡Qué grande es Dios!

Sé siempre un buen ser humano, humilde, honesta, dulce, confía mucho en ti, nunca dudes de la fuerza que Dios te regaló. Eres bella, inteligente, cariñosa, divertida y, sobre todo, amorosa. Que esas cualidades que tanto te distinguen permanezcan contigo siempre. Eres luz dondequiera que vas, tu luz viene del cielo. Como dice Abu Yeya: **"Nunca vas a necesitar nada para brillar, vas a brillar por luz propia"**.

Hija, la vida en ocasiones es dura, pero sé que poco a poco vas a tener las herramientas para siempre luchar contra cualquier

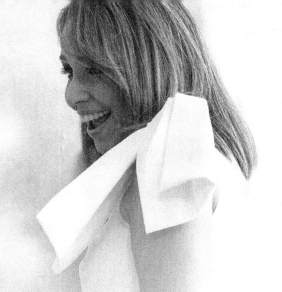

> "Instruye
> al niño en su
> camino, Y aún
> cuando fuere
> viejo no se
> apartará de él".
>
> Proverbios 22:6 [12]

adversidad que la vida te ponga. Nunca dudes de ti y siempre sé una mujer de palabra, de las cualidades más importantes que puede tener una persona es su credibilidad como ser humano. Siempre di la verdad, eso te va a hacer especial. Haz el bien siempre, sabiendo que no siempre te lo van a hacer a ti, pero de todas maneras, Dios siempre va a estar contigo y te acompañará en todo momento. Lucha, sé tenaz, pero sobre todo nunca te rindas en lo que más anheles en la vida (en mi vida, fuiste tú, luché y lucharé por ti incondicionalmente).

Ama a Dios sobre todas las cosas y siempre ten presente que Dios es el médico por excelencia. Solo pido a Dios salud para estar a tu lado y guiarte para que seas una mujer de bien.

Declaro lluvia de bendiciones sobre ti y tus futuras generaciones.

Pero lo más importante que necesitas saber, es que tu alma corresponde a Cristo y que tu nombre tiene que estar escrito en el libro de la vida para llegar al Padre. La salvación de nuestras almas es lo que nos hará permanecer juntas con Dios por la eternidad.

Amor de mi vida, estaré para ti por siempre. Eres el verdadero amor de mi vida y un gran ejemplo del poder de Dios.

Te amaré eternamente,

*Mamá*

Galeria de Fotos

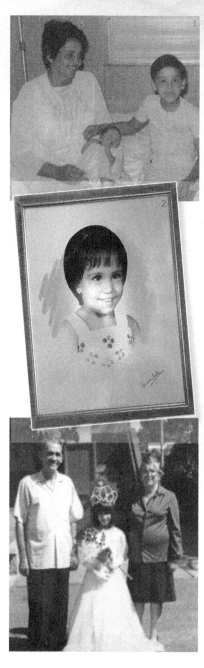

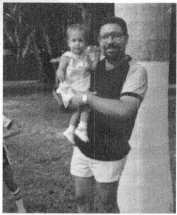

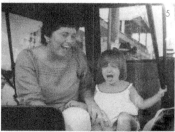

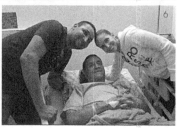

1. Mi mamá y mi hermano Orlando el día que nací. 2. Cuando tenía un año y medio. 3. Mis abuelos Rafael y Delia conmigo, un 14 de febrero, fui Reina de los corazones en primer grado. 4. Con mi papá en mis primeros años de vida. 5. Con mi mamá, 1984, en la calesa de mi Tío Rafy, en las Fiestas Patronales de Quebradillas. 6. Mi hermano Ricardo y yo junto a Papi en el hospital, 6 de septiembre de 2014, cuando lo intervinieron del corazón.

7. Alfie y yo cuando éramos novios el día de Navidad con Santa Claus. 8. Alfie y yo el día de nuestra boda. 9. Con mis padres el día de mi boda. 10. Disfrutando de nuestra luna de miel en Buenos Aires.

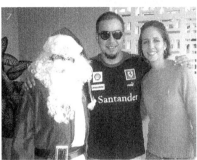

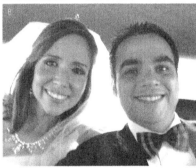

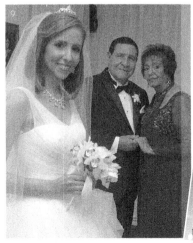

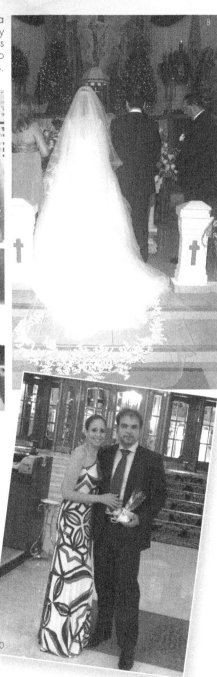

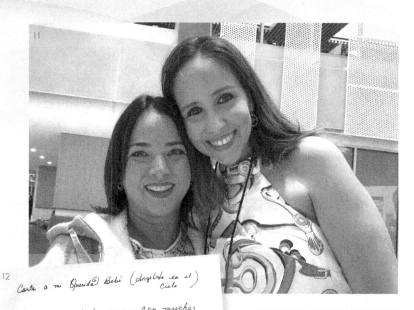

12

Carta a mi Querida Bebé (Angelito en el cielo)

Bebé, Mamá te espera con muchas ganas y muchos deseos No veo la hora de que estés en mi vientre.
Te prometo que serás el (la) Bebé más féliz del Universo. Papá y Mamá estamos locos de estar junto a ti Compartiendo nuestro amor.
No tardes en llegar, te necesitamos en nuestras vidas. Se que con la ayuda de Papa Dios muy pronto nos vamos a encontrar. Escógeme para ser tu mamá.
Te amo
Mamá Yani    23-nov-2015
2:36 pm

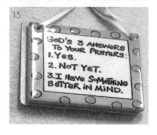

11. Adamari y yo, un ser extraordinario que por medio de su testimonio me inspiró en mi lucha por ser madre. 12. Carta para Ailed. 13. Biblia en la oficina del doctor de Tampa, Florida. 14. Pastillas que me tomaba como parte del tratamiento de fertilidad natural. 15. Mensaje profundo que me dio esperanza en la oficina del doctor de Tampa, Florida.

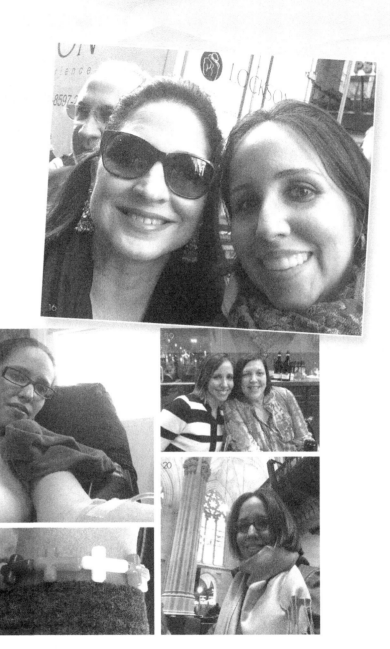

16. Con Gloria Estefan, en Nueva York. (Utilizada con permiso de Estefan Enterprises, Inc.) 17. Visita a la oficina del Dr. Herger, esta vez me estaban administrando suero como parte del tratamiento de fertilidad. 18. La pulserita que siempre tuve puesta en mi travesía. 19. Mi prima Odaliz y yo en las Navidades del 2015 en Lakeland, Florida. 20. Orando en una catedral de Nueva York, justo el día que llegué para una visita médica.

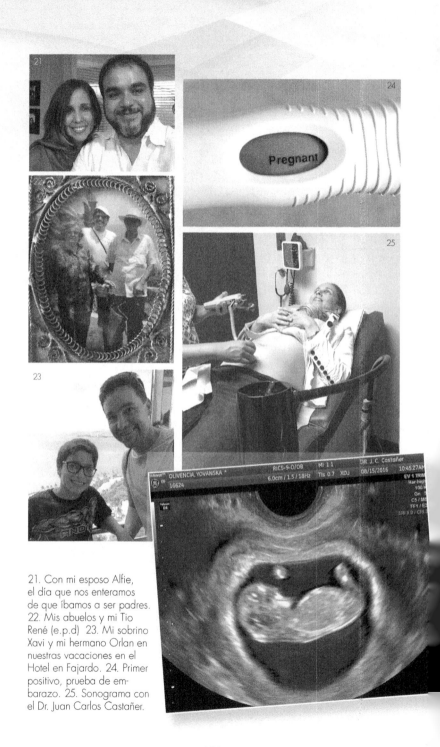

21. Con mi esposo Alfie, el día que nos enteramos de que íbamos a ser padres. 22. Mis abuelos y mi Tío René (e.p.d) 23. Mi sobrino Xavi y mi hermano Orlan en nuestras vacaciones en el Hotel en Fajardo. 24. Primer positivo, prueba de embarazo. 25. Sonograma con el Dr. Juan Carlos Castañer.

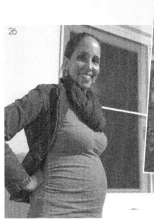

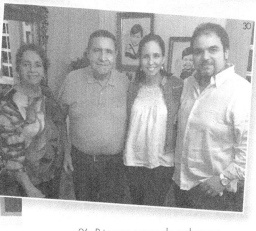

26. Primeros meses de embarazo.
27. Mi prima Daisdelia, Mami y Tía
Chiquita. 28. El perfume que siempre me
acompañó. 29. Con mi esposo Alfie,
mis padres Ricardo y Carmen Delia,
mis hermanos Ricardo y Orlando
y mi sobrino Xavi. 30. Con mis padres
y esposo a los seis meses de embarazo.
31. Víspera de Reyes de 2017.
32. El día que supe que iba
a tener una niña.

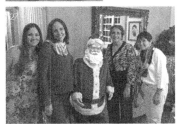

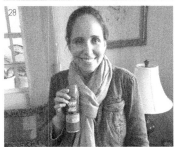

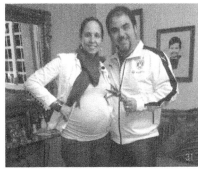

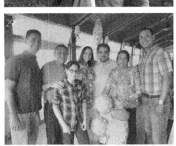

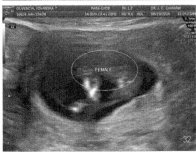

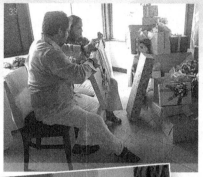

33. Mi esposo y yo abriendo regalos en nuestro *baby shower*. 34. Nueve meses de embarazo. 35. Regalito para familia y amigos que fueron al hospital a ver a nuestra hija. 36. Momentos antes de dar a luz a mi hija, el dolor más fuerte que he sentido en mi vida. 37. Alfie y yo junto a Ailed, el día de su nacimiento. 38. Con mi Ailed en brazos el día que nació.

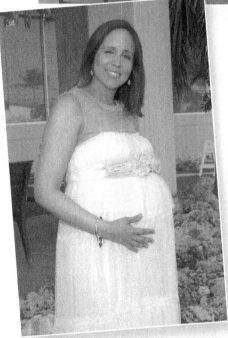

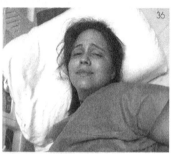

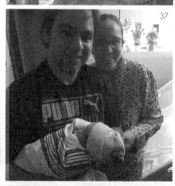

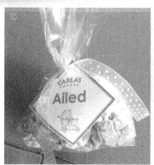

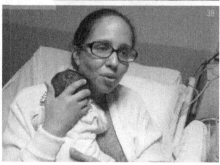

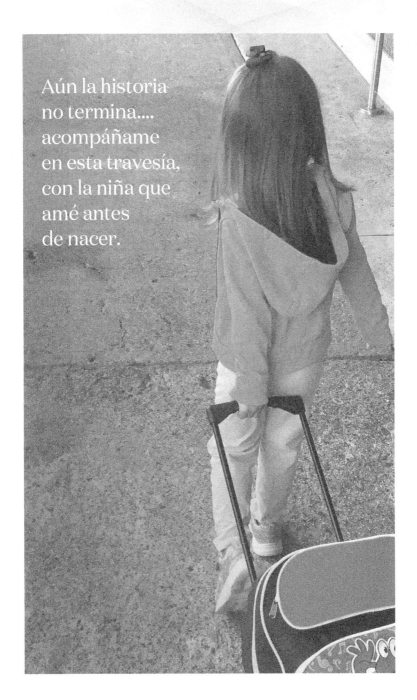

Aún la historia
no termina....
acompáñame
en esta travesía,
con la niña que
amé antes
de nacer.

# Bibliografía

[4] López Maldonado, C. (2018, August 26). Proyecto cameral pesigue lograr que aseguradoras cubran tratamientos por infertilidad. *Primera Hora.* Recuperado de https://www.primerahora.com.

[10] Cobián, M. (2015, diciembre 31). Se registra primer caso del virus Zika en Puerto Rico. *El Nuevo Día.* Recuperado de: https://www.elnuevodia.com

# Referencias por capítulo

Introducción

[1] Mateo 6:6 Reina-Valera 1960

Capítulo 2

[2] Proverbios 29:25 Reina-Valera 1960

[3] Mateo 18:18 Reina-Valera 1960

[5] Salmos 86:10 Reina-Valera 1960

Capítulo 4

[6] Lucas 8:43-48 Reina-Valera 1960

Capítulo 6

[7] Salmos 103:2 Reina-Valera 1960

[8] Salmos 113:9 Reina-Valera 1960

Capítulo 8

[9] Juan 16:21 Reina-Valera 1960

Capítulo 12

[11] Salmos 89:1 Reina-Valera 1960

Carta a mi hija

[12] Proverbios 22:6 Reina-Valera 1960

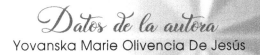

## Datos de la autora
### Yovanska Marie Olivencia De Jesús

La autora es una joven puertorriqueña que creció junto con sus padres y hermanos en la urbanización Kennedy en el pueblo de Quebradillas, Puerto Rico. Son sus padres Ricardo Olivencia Pamias y Carmen Delia de Jesús Ortiz. Es la hermana menor de Ricardo y Orlando Olivencia de Jesús, esposa de Jaime Alfonso Alcover Delgado y madre de Ailed Yovanska.

Posee un bachillerato en administración de empresas, con concentración en finanzas y un grado asociado en gerencia de la Universidad de Puerto Rico, Recinto de Arecibo. Graduada Magna Cum Laude, obtuvo el día de su graduación EL GRAN PREMIO DEL RECTOR. Durante los cuatro años de bachillerato siempre estuvo entre el 5% de los promedios más altos de Departamento de Administración de Empresas (ADEM) por lo que obtuvo una beca de honor. En el 2001, fue merecedora de un premio académico en finanzas que otorga el United States Achievement Academy. Luego, obtuvo su maestría en administración de empresas con especialidad en recursos humanos de la Pontificia Universidad Católica de Puerto Rico y se graduó con los más altos honores, Summa Cum Laude. Fue la nota más alta de su especialidad el día de su graduación. Actualmente, la autora se desempeña profesionalmente en el campo de las finanzas.

En su tiempo libre, se dedica a planificar vacaciones para todo aquel que quiera experimentar nuevos destinos de viajes. Le apasiona viajar y aprender sobre diferentes culturas. Una de sus metas es recorrer el mundo con su esposo e hija para así continuar haciendo memorias junto con ellos.

Desea impactar la mayor cantidad de personas por medio de este libro para así llevarles un mensaje de fe y esperanza a todos los lectores, además de educar y crear conciencia a las jóvenes y mujeres para que cuiden su fertilidad.

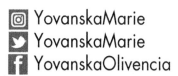

YovanskaMarie
YovanskaMarie
YovanskaOlivencia

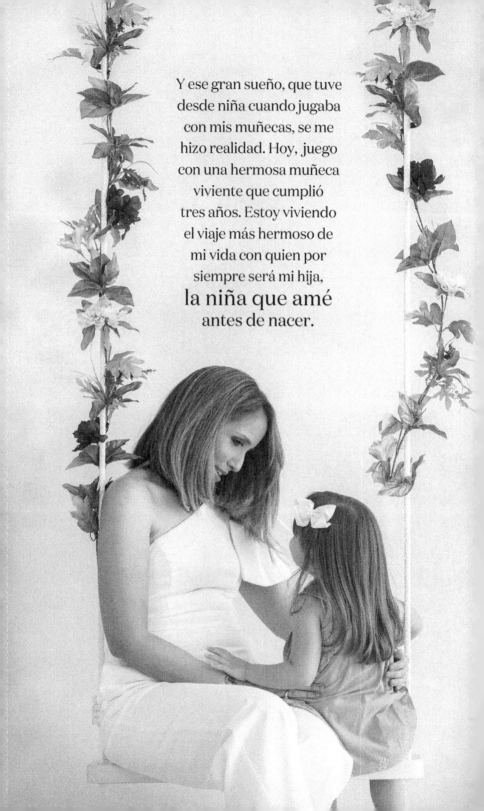

Y ese gran sueño, que tuve desde niña cuando jugaba con mis muñecas, se me hizo realidad. Hoy, juego con una hermosa muñeca viviente que cumplió tres años. Estoy viviendo el viaje más hermoso de mi vida con quien por siempre será mi hija, **la niña que amé** antes de nacer.

Made in the USA
Las Vegas, NV
21 January 2023

65993310R10072